Julia Bianca Haller

Etablierung eines kardiorespiratorischen Funktionslabors

Julia Bianca Haller

Etablierung eines kardiorespiratorischen Funktionslabors

Unter besonderer Berücksichtigung des Qualitätsmanagements

Lehrbuchverlag

Cover image: www.ingimage.com

Publisher:
Der Lehrbuchverlag
is a trademark of
International Book Market Service Ltd., member of OmniScriptum Publishing Group
17 Meldrum Street, Beau Bassin 71504, Mauritius

Printed at: see last page
ISBN: 978-620-0-27126-6

Inhaltsverzeichnis

1 Vorwort

Der Inhalt dieses Buches beruht auf der Etablierung eines kardiorespiratorischen Funktionslabors in einer Pneumologie. Dabei sollen folgende Analysen als Grundstein für die Konstituierung dienen: Messung des fraktionierten exhalierten Stickstoffmonoxid, Spirometrie, Broncholysetest, Bodyplethysmographie, Diffusionsmessung, Blutgasanalyse, Spiroergometrie und Schlafdiagnostik. Im Anschluss an die Etablierung einer funktionalen, kardiorespiratorischen Labordiagnostik, soll die Allergologie das Fundament ergänzen.

Anlässlich der Etablierung der Funktionsdiagnostik müssen folgende Aufgabenstellungen zur Qualitätssicherung bearbeitet werden, um eine Aussage über die Zuverlässigkeit der ermittelten Ergebnisse zu ermöglichen:

- Prozessimplementierung und -optimierung innerhalb der pneumologischen Diagnostik anhand von Troubleshooting
- Qualitative Datenerhebung des Qualitätsschemas mit statistischer Auswertung
- Vergleich der Qualität der durchgeführten Messungen in Abhängigkeit von der Durchführung der qualitätssichernden Kriterien durch geschulte BMAs

Der Erfolg einer Therapie und die maximale therapeutische Aussagekraft hängt von der Qualität der übermittelten Ergebnisse ab. Jedes Ergebnis muss bestimmten Akzeptanz- und Reproduktionskriterien unterliegen und kann somit auf seine Korrektheit und Vereinbarkeit mit anderen Ergebnissen, sowie mit der Anamnese und Klinik überprüft werden. Daher sollen die in diesem Buch dargestellten Ergebnisse letztendlich mit den ermittelten Risikofaktoren der Fehlerentstehung in Zusammenhang gebracht werden und klären, welche Schritte im Qualitätsmanagement nötig sind, um die Qualität der Messungen seitens der BMAs bestmöglich verbessern zu können.

2 Einleitung

Der Tätigkeitsbereich eines Funktionslabors umfasst im weitesten Sinne die Gewinnung von Messdaten und stellt die Grundvoraussetzung für die weiterführende Diagnostik und der davon abhängigen Therapie der PatientInnen dar. Die ärztliche Beurteilung der gesundheitlichen Zustände von den PatientInnen korreliert daher mit der Verlässlichkeit der im Funktionslabor tätigen MitarbeiterInnen. [2]

2.1 Kardiorespiratorisches Funktionslabor im Überblick

Die Funktionsdiagnostik bildet einen immer mehr an Bedeutung gewinnenden Tätigkeitsbereich von BMAs. Ein Teil der Funktionsdiagnostik besteht aus dem kardiorespiratorischen Tätigkeitsfeld, welcher sich aus dem pulmonalen Bereich mit dem atemphysiologischen Labor und dem Schlaflabor, und aus dem kardiologischen Bereich, bestehend aus einem Elektrokardiogramm, zusammensetzt. [3]

Die Durchführung von Lungenfunktionstests durch ausgebildete biomedizinische AnalytikerInnen dient den ÄrztInnen als Unterstützung zur Beurteilung des Atemwegszustandes, Diagnosestellung und Feststellung, ob Symptome wie Zyanose, Dyspnoe oder Husten respiratorischen Ursprungs sind. Die Lungenfunktion umfasst die Überprüfung der mechanischen Atemfunktion sowie des Gasaustausches im Ruhe- und Belastungszustand. Hierfür werden in der Pneumologie folgende Untersuchungstechniken durchgeführt: Spirometrie mit Fluss-Volumen-Messung, Bodyplethysmographie, Bronchospasmolysetest, Provokationstest, Diffusionstest, Blutgasanalyse, NO-Messung, 6-Minuten-Gehtest, EKG, Spiroergometrie und Schlafapnoeuntersuchungen. [4]

Die Spirometrie dient als Basisuntersuchung und die Bodyplethysmographie wird zur erweiterten Diagnostik verwendet. Die Blutgasanalyse und Bestimmung des Transferfaktors sowie die Spiroergometrie fungieren als Werkzeuge zur funktionellen Beurteilung. Zu den Funktionsstörungen des respiratorischen Systems zählen auch die schlafbezogenen Atmungsstörungen und die chronische respiratorische Insuffizienz, deren Diagnostik ebenfalls ein integraler Bestandteil der pneumologischen Funktionsanalyse ist. [5]

2.2 Definition des kardiorespiratorischen Systems

Bei einem kardiorespiratorischen Funktionslabor handelt es sich um die Untersuchung der Herz- und Lungenfunktion. Die beiden Organe arbeiten zusammen, um Sauerstoff durch den Körper transportieren zu können, wie in Abbildung 1 dargestellt, und um einen aeroben Mitochondrien-Stoffwechsel für die ATP-Produktion zu gewährleisten. Durch Ausdauertraining kann das kardiorespiratorische System verbessert werden. [6]

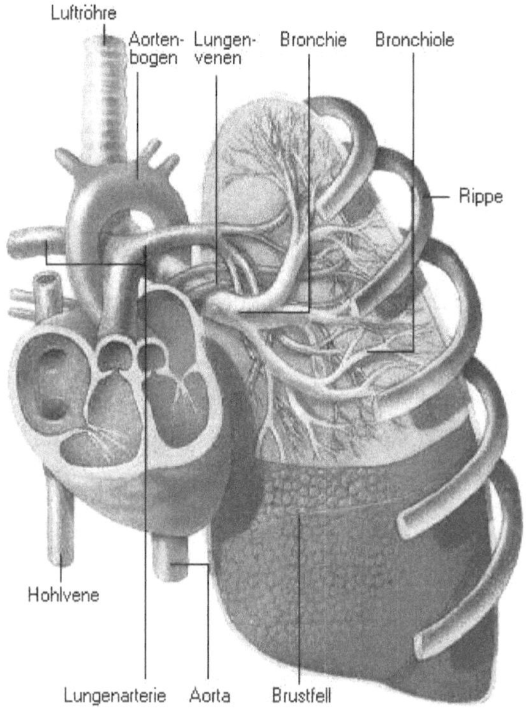

Abbildung 1: Anatomische Struktur des kardiorespiratorischen Systems [7]

Der Sauerstoffmetabolismus wird durch zwei Parameter reguliert: Sauerstoffangebot und Sauerstoffverbrauch. Dabei wird das arterielle Sauerstoffangebot (DO_2) von der Pumpleistung des Herzens (HZV), vom arteriellen Sauerstoffpartialdruck (PaO_2), von der Fraktion des mit Sauerstoff gesättigten Hämoglobins (SaO_2) und vom Hämoglobingehalt (Hb) festgelegt. Beim O_2-Verbrauch ist die Menge an Sauerstoff, die vom Körper aufgenommen wird, gleich derjenigen Menge an Sauerstoff, die dem pulmonal-arteriellen Blut hinzugefügt wird. Demnach entspricht der VO_2 dem Produkt aus pulmonalem Blutfluss und arterio-venöser Sauerstoffgehaltsdifferenz. Ein erhöhter

Sauerstoffbedarf führt beim Gesunden zu einem Anstieg des Sauerstoffangebotes, was durch eine Steigerung des Herzzeitvolumens erreicht wird. Nach maximaler Steigerung des HZV erfolgt die weitere Kompensation durch eine vermehrte Sauerstoffextraktion, welche durch Dilatation der kapillären Gefäße und erleichterte Diffusion im Gewebe erzielt wird. [8]

Anatomisch besteht die Lunge aus einer Spitze, drei Ränder und drei Flächen. Der vordere Rand der Lunge entspricht der pleuralen Reflexion und erzeugt eine Herzkerbe in der linken Lunge. Bei der Lunge unterscheidet man zwischen der Lungenarterie und den Bronchialarterien. [9] Während die rechte Lunge in drei Lappen und zehn Segmente untergliedert ist, besteht die linke Lunge aus zwei Lappen und neun Segmenten. Die Lunge baut sich aus dem luftleitenden Bronchialbaum und dem für den Gasaustausch verantwortlichen Alveolarsystem auf. Die Aufteilung der Atemwege erfolgt nach einem dichotomen Schema in folgender Reihenfolge: Trachea, Hauptbronchien, Lobärbronchien, Segmentbronchien, Subsegmentbronchien, Bronchiolen, Alveolen. [10]

Die Lungenarterie entnimmt dem Herz desinfiziertes Blut und wird vom Lungenparenchym mit Sauerstoff versorgt. Die Bronchialarterien versorgen das Lungenparenchym mit Sauerstoff. Die Hauptpulmonalarterie tritt aus dem rechten Ventrikel aus und teilt sich in die linke und rechte Pulmonalarterie auf. Die Lungenarterienäste ziehen dann entlang der Zweige des Bronchialbaums, dehnen sich aus und werden schließlich Kapillaren um die Alveolen herum, wie Abbildung 2 zeigt. [7, 9]

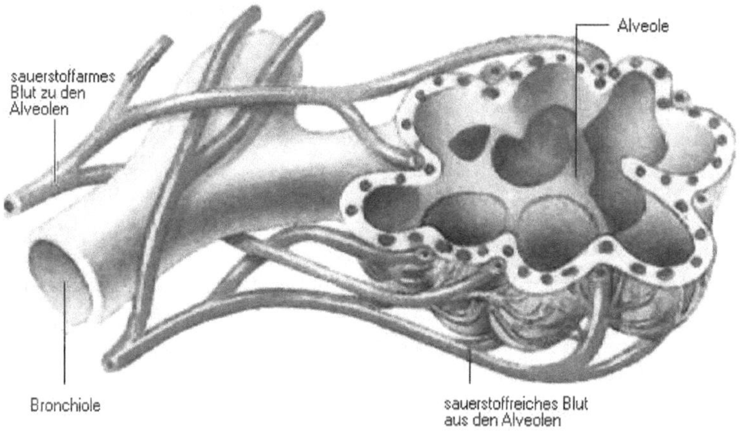

Abbildung 2: Aufbau des alveolo-kapillären Systems [7]

Die Hauptaufgabe der Lunge ist es, Sauerstoff aus der Luft in die venösen Gefäße ein- und Kohlenstoffdioxid heraus zu transportieren. Die Schranke zwischen Blut und Lunge kann durch den Vorgang der Diffusion bewältigt werden. [11] Die Alveolen werden zu 95% von den Typ-1-Pneumozyten, welche in Abbildung 3 dargestellt sind, ausgekleidet, die die Luft-Blut Schranke erzeugen, während die Typ-2-Pneumozyten das Surfactant bilden. Den Schutzmechanismus der Atemwege bildet das Flimmerepithel in den großen Bronchien und die Alveolar-Makrophagen in den Alveolen. [10]

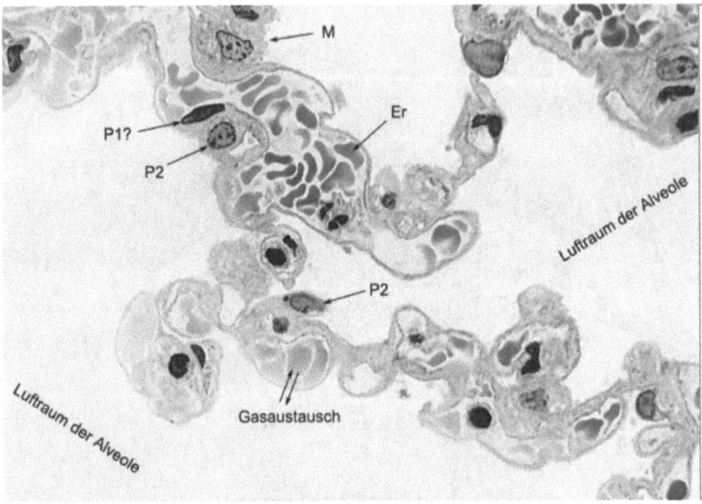

- **Er** = Erythrozyt
- **P1** = Pneumozyt Typ 1 oder Endothelzelle
- **P2** = Pneumozyt Typ 2
- **M** = Alveolar-Makrophage

Abbildung 3: Histologischer Schnitt von Alveolen, Färbung Toluidin Blau [12]

Die Lunge beruht auf dem Mechanismus einer Rückkopplungsschleife, bestehend aus Rezeptoren, Kontrollmechanismen und Effektoren [11]. Das Atemzentrum liegt im Hirnstamm und durch Rezeptoren kann die respiratorische Situation erkannt und so der Grundrhythmus beeinflusst werden [10]. Die Muskeln helfen dabei im Thorax einen Unterdruck zu erzeugen, bei dem der Lungendruck niedriger ist als der Atmosphärendruck, um die Inspiration und das Befüllen der Lunge zu unterstützen. Außerdem helfen die Muskeln dabei, im Thorax einen positiven Druck zu erzeugen, bei dem der Lungendruck höher ist als der Atmosphärendruck, um das Ausatmen und das Entleeren der Lunge zu unterstützen. [9]

2.3 Erkrankungsbilder in Zusammenschau mit der Pathophysiologie

Die Atmung fungiert wie ein Zahnrad, wie in Abbildung 4 abgebildet, mit dem Ziel Sauerstoff zu den Zellen zu transportieren. Zuerst wird frische Luft (21% O_2) der Lunge zugeführt, was als Ventilation bezeichnet wird. Dann kann der Sauerstoff aus den Alveolen in den Kreislauf diffundieren. Die Arbeit bzw. die Anstrengung sind dann für die Verbrennung verantwortlich und wandeln O_2 in CO_2 um. CO_2 wird dann über den gesamten Weg wieder aus der Lunge zurücktransportiert. [13]

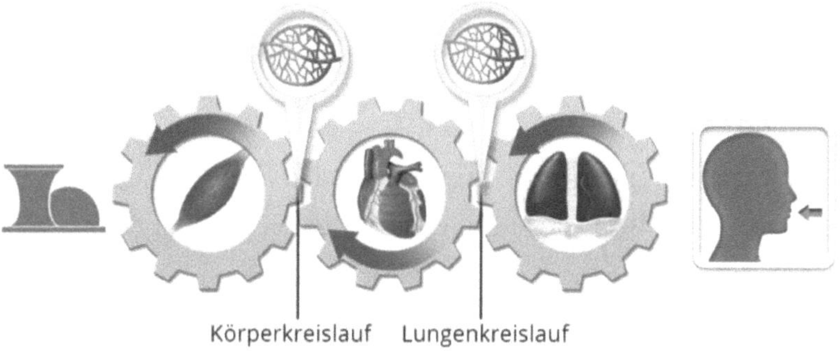

Abbildung 4: Zahnrad der Atmung [14]

Das Ziel einer erfolgreichen Atmung wird also durch die Ventilation, Perfusion und Diffusion erreicht. Alle drei Mechanismen sind aneinandergekoppelt. Eine Störung einer der drei Teilkomponenten beeinträchtig dadurch schließlich das ganze System. Die oberen Atemwege sind ausschlaggebend für den Beginn des Sauerstofftransportes und bilden die Anlaufstelle für die Ventilation. Darauf folgen dann mehrere Möglichkeiten des Sauerstofftransportes: Perfusion, Diffusion, kardiale Verteilung, hämatologische Transportsysteme und Isoenzyme der Atmungskette. Der

Sauerstofftransport endet dann mit der Übergabe einzelner O_2-Moleküle an die Mitochondrien der Körperzellen. [15]

Die eigentliche Atmung der menschlichen und tierischen Organismen findet dann in den einzelnen Körperzellen, gewährleitstet durch die Mitochondrien, statt. In den Mitochondrien werden die Nährstoffe unter Verbrauch von Sauerstoff zu CO_2 und H_2O abgebaut. Der Prozess der mitochondrialen Zellatmung ermöglicht der Adenosintriphosphat-Synthetase aus den freiwerdenden Protonen ATP aufzubauen, welches der menschliche Körper schließlich als universellen Energiedonator nutzt. [16, 17]

2.3.1 Ventilationsstörungen

Die Ventilation entspricht der Inspiration und Exspiration und fungiert als Mechanismus für die Belüftung des Alveolarraumes, in welchem der Austausch der Atemgase stattfindet. Bei der Ventilation ist der Bereich vom Mund oder der Nase bis zu den Alveolen eingebunden. Mit jeder Einatmung gelangen rund 21% Sauerstoff in die Lunge, wo er dann über das Bronchialsystem zu den Alveolen transportiert wird. [13, 15]

Des Weiteren braucht die Ventilation Muskel, wie das Zwerchfell und die Atemhilfsmuskulatur, die die Luft zum Zirkulieren bringen. Die Inspiration erfordert aktive Muskelarbeit, um eine Kontraktion des Zwerchfells nach unten und eine Kontraktion der externen Interkostalmuskeln zu erreichen. Durch die Muskelbewegung hebt sich der Brustkorb, wodurch es zu einer aktiven Vergrößerung des Alveolarraumes kommt, und sich ein Sog am Lungengewebe durch den Unterdruck bildet, der die Luft einzieht. Im Gegensatz zur Einatmung erfolgt die Exspiration passiv über elastische Rückstellkräfte. Zu einer verstärkten Aktivierung der

Atemhilfsmuskulatur kommt es bei starker Anstrengung oder chronischen Lungenerkrankungen. [15, 17]

Ursächlich für Ventilationsstörungen können eine bronchiale Obstruktion, Spasmen der endobronchialen Muskulatur, eine muskuläre Schwäche, knöcherne Thorax-Deformationen, eine Herabsetzung der Lungendehnbarkeit oder ein Ausfall der zentralen Steuerung sein. Gemessen wird die Ventilation mittels einer kleinen Lungenfunktionsüberprüfung. [15] Ventilationsstörungen lassen sich somit in obstruktive und restriktiver Erkrankungen unterteilen, wobei der Großteil auf die obstruktiven Störungen ausfallen [10].

2.3.2 Restriktive Lungenerkrankungen

Bei restriktiven Lungenerkrankungen handelt es sich um einen Verlust der Lungenvolumina, welcher aufgrund einer Einschränkung der Lungen- und Thoraxdehnbarkeit (Compliance) zustande kommt, wie z.B. durch einen Kollaps der Lunge oder einer Fibrose. Die verminderte Compliance führt zu einer unvollständigen Entfaltung der Alveolen bei der Einatmung und infolgedessen zu Dyspnoe aufgrund der verminderten Gewebefläche. [10]

Eine Restriktion kann pulmonale oder extrapulmonale Ursachen, welche in Tabelle 1 aufgezählt werden, haben. Während bei pulmonal bedingten restriktiven Ventilationsstörungen der Tiffeneau-Quotient oft über 85% steigt, sinkt dieser bei einer formalen/extrapulmonalen Restriktion, da sich die Restlunge in der Thoraxhöhle mehr ausdehnen muss, um diese ausfüllen zu können. Es kommt also zu einer Überblähung, wodurch das FEV1 abfällt. [13, 18]

Tabelle 1: Ursachen einer Restriktion (in Anlehnung an [18])

Pulmonale Ursachen	Extrapulmonale Ursachen
Sarkoidose	Lobektomie/Pneumoektomie
Farmerlunge	
Lungenfibrosen	
Atelektase	

Die Spirometrie kann einen Hinweis auf eine mögliche Restriktion geben, wenn das FEV1%VC > 70% und VC < 80% ist. Die Fluss-Volumen-Kurve ist durch eine insgesamt verkleinerte Normalkurve, welche in Abbildung 5 ersichtlich ist, mit Reduktion alle Flüsse und FVC gekennzeichnet. Zur Erkennung einer restriktiven Lungenerkrankung reicht eine Spirometrie jedoch nicht aus. Als weiterführende Diagnostik sollte eine Bodyplethysmographie mit TLC-Messung und wenn möglich eine Diffusionsmessung angeschlossen werden. [13]

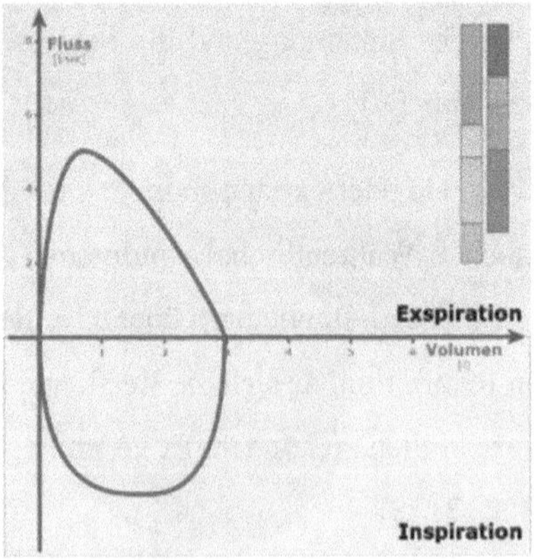

Abbildung 5: Darstellung einer Restriktion als Fluss-Volumen-Kurve [19]

Bei einem Emphysem kommt es neben einer Restriktion auch noch zu einer Obstruktion, wie die Abbildung 6 zeigt. Die Fluss-Volumen-Kurve zeigt einem verminderten PEF und eine reduzierte Vitalkapazität. Das bedeutet, dass hier das verminderte Volumen mit verminderter Geschwindigkeit bewegt wird. Typisch ist außerdem der "Emphysem-Knick", da es hier zum Einbruch der Flussgeschwindigkeit kommt. Um die Diagnostik aber abschließen zu können, gilt es die totale Lungenkapazität zu messen. [13]

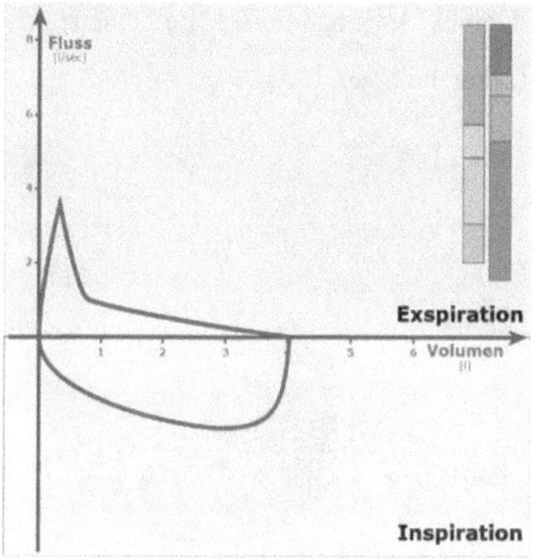

Abbildung 6: Darstellung einer Fluss-Volumen-Kurve bei einem Probanden mit Emphysem [19]

2.3.3 Obstruktive Lungenerkrankungen

Als obstruktive Ventilationsstörungen werden Erkrankungen bezeichnet, bei denen ein erhöhter Strömungswiderstand in den Atemwegen festgestellt wird, also die Resistance erhöht ist. Bei der Obstruktion wird somit die Ausatmung stärker behindert als die Einatmung. Als Folge entsteht eine Lungenüberblähung mit einer Vergrößerung des Residualvolumens. Symptomatisch zeigt sich das Problem mit Dyspnoe. [10, 20]

Bei einer leichten Obstruktion ist der Peakflow meist erniedrigt und die exspiratorische Fluss-Volumen-Kurve ist nach innen gekrümmt. Der Quotient von FEV1/VC ist < 70% und die FEV1 > 60%, während die Vitalkapazität meist erhalten ist. Eine leichte Obstruktion wird vorwiegend bei Asthma bronchiale diagnostiziert. [13]

Abbildung 7 zeigt, dass bei mittel-schweren bis hin zu schweren obstruktiven Veränderungen der Peakflow deutlich erniedrigt ist und Quotienten des FEV1/VC < 70% und ein FEV1 <60% aufweisen. Ein solches Erscheinungsbild kann man beispielsweise während eines Asthmaanfalles, bei einem schwergradigen Asthmas oder COPD °III – IV vorliegen haben. [13]

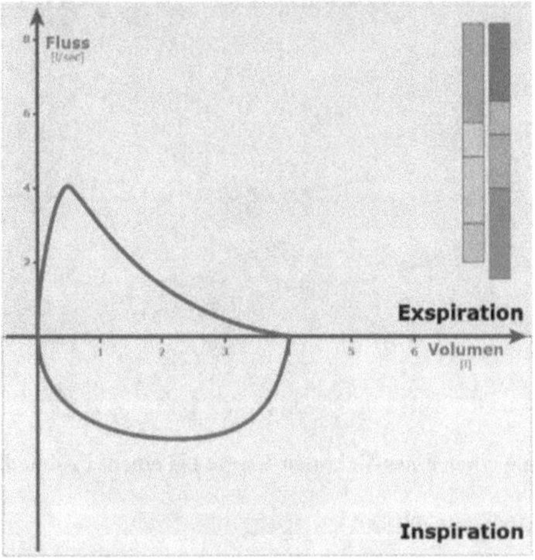

Abbildung 7: Darstellung einer Obstruktion mittels Fluss-Volumen-Kurve [19]

2.3.4 Perfusionsstörungen

Die Perfusion beschreibt die Durchblutung des Kapillarnetzes der Lunge. Jede Alveole wird von einem solchen Kapillarnetz umgeben. Die Perfusion ist ebenso wertvoll für die Aufrechterhaltung der Druckunterschiede zwischen Alveolarluft und Kapillarblut, durch welche die Diffusion möglich ist, wie die Ventilation. Bei der Perfusion sind die Pulmonalarterien und -venen zusammen mit den Lungenkapillaren verantwortlich für die Verteilung der Atemgase. Die Folge ist, dass die Lunge unterschiedlich durchblutet wird. Im Sitzen oder Stehen werden die unteren Parteien besser durchblutet als die Spitzen. Im Gegensatz dazu erfolgt die Durchblutung beim liegenden Menschen dorsal flächig. [15, 17]

Der Blutdruck in der A. pulmonalis ist aufgrund des geringen Gefäßwiderstandes deutlich geringer als der Blutdruck im großen Körperkreislauf. Somit beträgt der pulmonal-arterielle Druck systolisch ca. 20mmHg und diastolisch ca. 8mmHg. [10]

Wie oben beschrieben, spielt das Zusammenspiel von Ventilation und Perfusion eine wichtige Rolle. Im Normalfall sollte das Verhältnis zwischen den Mechanismen 1:1 betragen. Das bedeutet, dass das Vorliegen einer alveolären Ventilation (V) von 5L/Min eine Durchblutung (Q) der Lunge mit ebenfalls 5L/Min voraussetzt:

$$V/Q \approx 1$$

Bei Erkrankungen, welche mit einer verminderten Ventilation oder gestörten Perfusion einhergehen, verschiebt sich also das Verhältnis und es kommt zum Perfusions-Ventilations-Mismatch. In ungenügend belüftenden, hypoxischen Lungenbezirken kommt es dann zu einer Vasokonstriktion der Pulmonalgefäße. [10] Ursachen für die Perfusionsstörungen können eine arterielle Hypotonie, Lungenarterienembolie, pulmonale Hypertonie oder Sepsis mit Mikrothromben sein. [15]

2.3.5 Diffusionsstörungen

Die Diffusion beschreibt die sogenannte Oxygenierung und Decarboxylierung, den bidirektionalen Austausch von Atemgasen zwischen den Alveolen und der Blutbahn.

Der Diffusionsvorgang ist abhängig von der Differenz der Gaspartialdrücke, dem Krogh`schen Koeffizienten und der Diffusionsstrecke und -fläche. [15]

Eine Störung der Diffusion besteht, wenn der Übertritt von Sauerstoff aus den Alveolen in die Blutbahn und somit die Bindung an die Erythrozyten nur eingeschränkt möglich ist. Diffusionsstörungen entstehen daher durch die Verlängerung der Diffusionsstrecke, der Verminderung der Diffusionsfläche oder der Kontaktzeit. Zur Beurteilung der Störung werden Erkrankungen mit erhöhter Gewebsschranke und Blutschranke in Tabelle 2 unterschieden. [15, 18]

Tabelle 2: Zuordnung der Erkrankungsbilder zur Ursache (in Anlehnung an [15])

Erhöhte Gewebeschranke	Erhöhte Blutschranke
Lungenemphysem	Cor pulmonale
Interstitielles Lungenödem	Anämie
Lungenfibrosen	
Lungenembolie	

Ursächlich für eine Diffusionsstörung können Lungenembolien, pulmonal-arterielle Hypertonie, Emphyseme bzw. Lungenfibrosen sein. Bei Vorliegen einer Lungenfibrose stellt die DLCO-Messung die Basisanalyse bei einer Verlaufskontrolle dar. [18]

2.3.6 Respiratorische Insuffizienz durch Hypoxämie oder Hyperkapnie

Die Respiratorische Insuffizienz unterteilt sich in ein hypoxämisches oder hyperkapnisches, also ventilatorisches Versagen. Die Analyse erfolgt mit der Bestimmung der Partialdrücke der Blutgase. [15]

Das hypoxämische Versagen hat seine primäre Ursache in einer Störung des Lungenparenchyms oder einer kardiorespiratorischen Störung. Die Hypoxämie definiert einen Sauerstoff-Mangel im Blutkreislauf. Jedoch ist der Gehalt an CO_2 noch normal oder sogar durch eine kompensatorische Hyperventilation erniedrigt. In den meisten Fällen geht eine Hypoxämie mit einer Dyspnoe einher. Bei Vorliegen einer Hypoxämie ist eine Anhebung des Sauerstoffgehaltes und der Lungenentlastung notwendig. Zu einer arteriellen Hypoxämie kann es durch eine unzureichende Belüftung der Alveolen, durch ein gestörtes Verhältnis von Ventilation und Perfusion, durch eine Störung der Diffusion oder einen Rechts-Link-Shunt kommen. Beispiele für ein akutes hypoxämisches Versagen sind Pneumonie, Lungenödem oder Lungenembolie. Chronisch tritt das Versagen bei Fibrose, Lungenstauung, pulmonale Hypertonie oder bei einem Emphysem auf. [15, 18]

Im Gegensatz zu einem hypoxämischen Versagen, steht bei einem hyperkapnischen eine Störung der Atempumpe in Vordergrund. Durch die Minderbelüftung der Alveolen entsteht neben der Hypoxämie mit normalen bis erniedrigten PaO_2-Werten, auch eine Hyperkapnie, wo der $PaCO_2$-Wert erhöht ist. Eine Sauerstoffgabe ist hier aber meist als Therapieform nicht ausreichend und muss gründlich anhand von Blutgasanalysen überwacht werden, da dies die PatientInnen sogar bis ins Koma treiben kann. Dies geschieht, da eine O_2-Gabe zwar die Einatmung von mehr O_2 pro Atemzug ermöglicht, daher aber die Ventilation zur Entlastung der Atemmuskulatur verringert wird und so der CO_2-Wert ansteigt. Eine dauerhafte Entlastung der Atemmuskulatur ist daher nur durch eine Beatmung möglich. [15, 18]

Beispiele für ein akutes hyperkapnisches Versagen sind die Exazerbation des COPD, eine Stenose der oberen Atemwege oder eine Störung des Atemzentrums. Das chronische Bild zeigt sich bei COPD, einer neuromuskulären Erkrankung, Skoliose oder einer Post-Tbc. [15]

2.4 Praxisorientierte Grundlagen zur Lungenfunktionsdiagnostik

Die differentialdiagnostische Abgrenzung von verschiedenen Lungenerkrankungen ist von großer Relevanz und von der Bestimmung von statischen und dynamischen Ventilationsgrößen abhängig, welche durch die respiratorische Funktionsdiagnostik ermöglicht wird. [10]

2.4.1 Messung der Konzentration von Nitritoxid in der Ausatemluft

In der Pneumologie haben die sogenannten „Smokerlyzer" oft die Aufgabe, RaucherInnen zu objektivieren. Dabei stellt ein erhöhter NO-Gehalt den Schweregrad einer eosinophilen Entzündung in den Atemwegen dar. Gemessen wird der Gehalt an Kohlenmonoxid mit einer exspiratorischen Flussrate von 50 mL/s am Mund der PatientInnen. Der obere Grenzwert für den Referenzbereich befindet sich bei einer Konzentration von 25ppb NO. [18]

Zur Messung von ausgeatmeten NO stehen verschiedene Messtechnologien zur Verfügung. Den Goldstandard bildet dabei das Prinzip der Chemilumineszenz, welches aber in der klinischen Funktionsdiagnostik aufgrund des großen Aufwandes nur selten Verwendung findet. Bei der Chemilumineszenz werden in der Gasprobe enthaltene NO-Moleküle anhand von Strahlung erfasst, welche durch Reaktion mit Ozon (O_3) erzeugt wird. In manchen Pneumologie wird anstatt der Chemilumineszenz-Methode ein elektrochemisches Verfahren, zum Beispiel mittels NIOX VERO® (Aerocrine), angewandt. Elektrochemische Sensoren wandeln dabei die Gaskonzentration in elektrische Signale um. Das Prinzip beruht auf einer amperometrischen Technik, welche durch ein Puffersystem erreicht wird, welches den letzten Teil der

Ausatemprobe zurückhält. Die Probe wird dann an den Sensor übergeben, wo das Zielgas eine chemische Reaktion eingeht. Die Höhe des Sensorsignals entspricht dem NO-Partialdruck und somit der NO-Konzentration. [21]

Die Messung wird bei bekannten Asthma-PatientInnen bei jeder Kontrolluntersuchung durchgeführt, um die Qualität des Therapieansprechens und der Therapie-Compliance der PatientInnen verfolgen zu können. Ein plötzlicher Anstieg des FeNO ist meist ein Hinweis auf eine beginnende Exazerbation des Asthmas. Eine Exazerbation kommt durch eine Reduktion von therapeutischen Kortikosteroiden zustande. War keine Dosisänderung verschrieben worden, kann der Anstieg des NO-Gehaltes also eine fehlende Therapie-Compliance kennzeichnen. Dennoch eignet sich die NO-Messung nicht als Screening-Untersuchung zur Diagnosestellung von Asthma Bronchiale, da sich die Sensitivität Asthma Bronchiale zu erfassen bei einer Sensitivität weit < 100% befindet. Die geringe Sensitivität wird dadurch verursacht, dass bei der Messung durch den Mund auch Luft aus dem Bereich der oberen Atemwege miterfasst wird. [18]

2.4.2 Spirometrie

Die Spirometrie wird auch als kleine Lungenfunktionsprüfung bezeichnet, da die Messung nicht das gesamte Lungenvolumen erfasst, sondern nur die dynamischen Lungenvolumina, also aktiv bewegte Luftkompartimente. Das Residualvolumen bleibt also in der Spirometrie unberücksichtigt. [15, 17] Die Spirometrie entspricht also einem diagnostischen Verfahren, zusammengesetzt aus den Ruheatemzügen (TV), des ERV, der IVC und dem Atemstoßtest, während die PatientInnen durch ein Spirometer, welches die aktive Mitarbeit der PatientInnen erfordert, wie in Abbildung 8 dargestellt, atmen [10, 18].

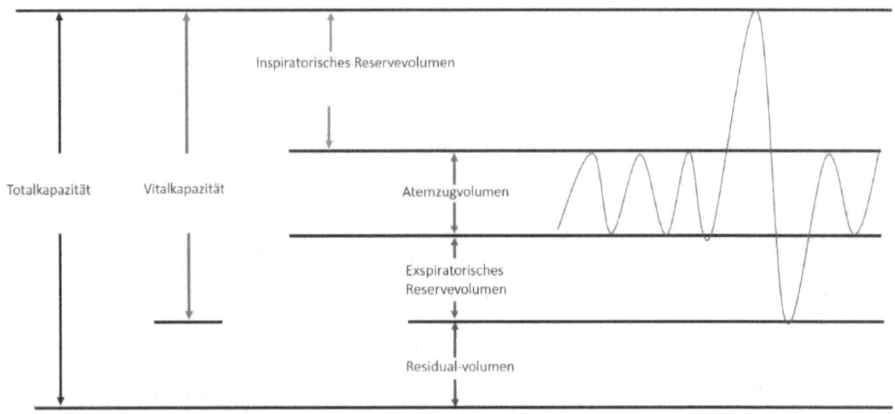

Abbildung 8: Übersicht der Atem- und Lungenvolumina anhand eines Spirogramms [21]

Das Spirometer misst die Strömungsgeschwindigkeit z.B. anhand von sogenannten Fleisch-Pneumotachographen, wo die Luft durch ein Rohr fließt und der intraluminale Druck an 2 unterschiedlich distanzierten Punkten erfasst wird. Ein Lamellengitter zwischen den beiden Punkten erlaubt die Messung der Strömungswiderstände und mittels der Druckunterschiede kann der Atemfluss bzw. über die Integration der Zeit das exspiratorische Volumen berechnet werden. [18] Neuere Geräte, wie der „Vyntus™ Body" arbeiten jedoch mit Ultraschallsensoren anstelle eines Pneumotachographen [13].

2.4.3 Bronchospasmolyse

Ist in der Spirometrie eine obstruktive Veränderung des Atemflusses feststellbar, wird ein Bronchospasmolyse-Test zur Differenzierung zwischen reversiblen und irreversiblen obstruktiven Ventilationsstörungen angeschlossen. Unter einer Broncholyse versteht man die Erweiterung krampfartig verengter Atemwege. Zur Durchführung des Testes wird den betroffenen PatientInnen eine bronchodilatatorische Substanz mittels eines Inhalations-Dosieraerosol-Sprays inhalativ appliziert. [3–5]

Nach 15 Minuten sollte bei ß2-Mimetika die Wirkung eingetreten sein und eine erneute Lungenfunktionsprüfung, wie in Abbildung 9 dargestellt, kann angeschlossen werden. [18]

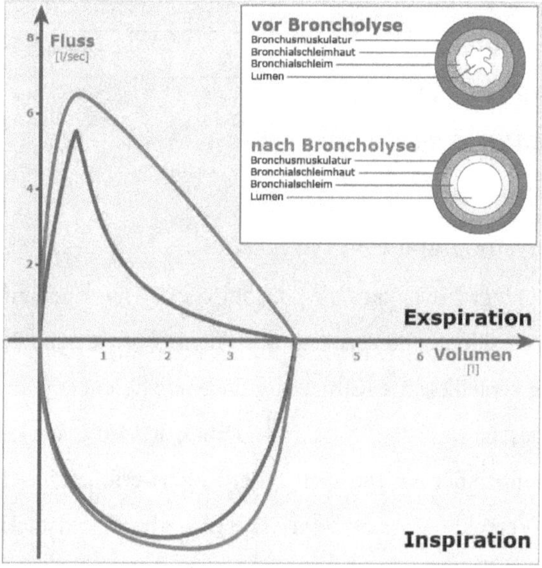

Abbildung 9: Spirometrie vor und nach der Bronchospasmolyse [19]

Durch den Anschluss eines Bronchospasmolyetests kann somit z.B. Asthma von COPD differenziert werden. Während bei PatientInnen mit Asthma Bronchiale die Reversibilität beinahe vollständig sein kann, ist die meist geringgradige Reversibilität bei einem Menschen mit COPD nicht signifikant. [13]

In Tabelle 3 ist sichtbar, welche Veränderungen durch eine Gabe eines kurzwirksamen ß2-Mimetikums, wie z.B. Sultanol®, nach neuerlicher Lungenfunktionsprüfung bei einem positiven Broncholysetest eintreten können. Als Hauptparameter für eine bronchiale Hyperreagibilität sollte jedoch das FEV1 betrachtet werden. [15]

Tabelle 3: Definitionskriterien eines positiven Broncholysetests (in Anlehnung an [20])

Parameter	Kriterien (Δ%)
PEF	+20%
FEV1	+15%
Raw	-50%
FRCPLETH	-20%
MEF 25-75	+25%

2.4.4 Bodyplethysmographie

Die Bodyplethysmographie ist ein technisches Untersuchungsverfahren zur Bestimmung des Residualvolumens und des Atemwegswiderstandes. Der Messung liegt eine luftdicht verschlossene Kabine zugrunde und beruht auf dem Boyle-Mariott-Gesetz, welches besagt, dass das Produkt von Druck und Volumen konstant ist. Durch die Thoraxbewegungen der PatientInnen in der Kabine erfolgt eine Druckänderung in der Kammer. Verschließt sich ein Ventil am Mundstück während der Atemexkursionen, kann über die Druckänderung das intrathorakale Gasvolumen berechnet werden und bei Abzug des Reservervolumens das Residualvolumen bestimmt werden. Die Messung der Resistance erfolgt hingegen bei normaler Atmung und geöffneten Ventil über den Atemstrom und die Druckänderung in der Kabine. Über den Druck in der Kabine lässt sich umgekehrt proportional auf den Alveolardruck schließen. [10]

Bei der Bodyplethysmographie werden der Alveolardruck und die Atemstromstärke in einer Atemschleife dargestellt, deren α-Winkel den Atemwegswiderstand repräsentiert. Die Atemschleifen weisen je nach Krankheitsbild charakteristische Formationen, wie Abbildung 10 zeigt, auf. [10]

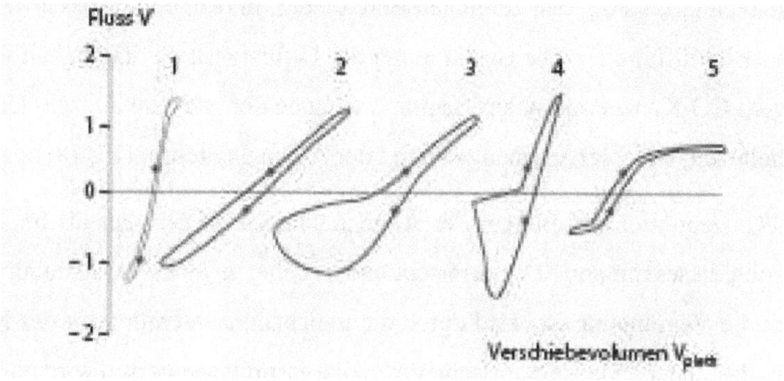

Abbildung 10: Formation der Bodyschleifen bei unterschiedlichen Erkrankungen [22]

2.4.5 Messung der Diffusionskapazität

Die Diffusion bezieht sich auf die Atemgase und umfasst Sauerstoff und Kohlendioxid. Die Messung der Diffusionskapazität der Lunge findet anstatt mit Sauerstoff mit Kohlenmonoxid statt. Jedoch können die Ergebnisse mit CO für die Diffusionsverhältnisse für Sauerstoff übernommen werden. Als Messgas wird Kohlenmonoxid verwendet, da CO im kapillären Blut vernachlässigbar ist, es nur von der Diffusion abhängig ist und die Affinität für Hämoglobin bei CO 230 Mal stärker ist als bei Sauerstoff. Dem Gasgemisch ist zudem Methan als Intergas beigefügt, da dieses nicht ins Blut diffundiert und so das Residualvolumen aufgrund der Verdünnung des Intergases berechnet werden kann. [13, 17]

Zur Messung wird eine sogenannte „single breath" Methode angewandt, welche auf dem Prinzip der CO-Diffusion über einen bestimmten Zeitraum basiert. Der Zeitraum beträgt in der Regel zehn Sekunden, in den die PatientInnen den Atem nach erfolgter, maximaler Einatmung anhalten müssen. Die anschließende Exspiration gilt als Messzeitpunkt, in dem die noch verbleibende Konzentration von CO gemessen wird. Die Atemanhaltezeit stellt den zeitlichen Bereich dar, in dem ein gewisser Anteil des CO in das Blut diffundiert. Die Bestimmung der Diffusionskapazität enthält folgende Messungen: CO-Konzentration am Beginn und Ende der Atemanhaltezeit, Dauer der Atemanhaltezeit, Alveolarvolumen während der Atemanhaltezeit. [17, 18]

Die CO-Konzentration am Beginn der Atemanhaltezeit ist geringer als im Testgas, welches sich dieses mit dem RV vermischt und es daher zu einer Verdünnung kommt. Wie stark die Verdünnung ist, wird durch die gleichzeitige Verdünnung des Methans bestimmt, das in der endexspiratorischen Alveolargasprobe gemessen wird und zudem die Bestimmung des Alveolarvolumens erlaubt. [17]

Bei der Diffusionsmessung ist zu beachten, dass Kohlenmonoxid zwar als Messgas verwendet wird, jedoch trotzdem zu den Blutgiften zählt. Da daher ein geringes Risiko für einen gesundheitlichen Schaden besteht, muss der medizinische Nutzen bei schwangeren Frauen unbedingt abgewogen werden. Des Weiteren ist zu beachten, dass die Messung nur jene Alveolen erfasst, welche auch tatsächlich belüftet werden. [13, 17]

2.4.6 Blutgasanalyse

Die Lunge hat drei Teilfunktionen: die Ventilation, Diffusion und Perfusion. Die Hauptaufgabe aller drei Funktionen besteht in der ausreichenden Arterialisierung des venösen Blutes sowohl im Ruhe-, als auch im Belastungszustand. [17] Mittels einer Blutgasanalyse kann einerseits der Stoffwechsel und andererseits die Funktion der Lunge überprüft werden. Die Charakterisierung der Atmung erfolgt über die

Oxygenierung und Ventilation unter Bestimmung der Partialdrücke von Sauerstoff (PaO_2) und Kohlenstoffdioxid (pCO_2) im Blut. [15]

Die respiratorische Blutgasanalyse darf ausschließlich aus dem arteriellen Blut erfolgen. Venöses Blut oder Kapillarblut aus der Fingerbeere oder Ferse dürfen jedoch zur Beurteilung des Säure-Base-Haushaltes verwendet werden. Zur Bestimmung von Blutgasen sind venöse Blutproben nicht geeignet, da durch die unterschiedlichen Körperstellen stark variieren. Venöses Blut dient daher ausschließlich zur Beurteilung von Hämoglobin, Elektrolyten und Metaboliten. [17, 23]

Alternativ darf zur arteriellen Blutgasanalyse die Probenentnahme auch kapillär am hyperämisierten Ohrläppchen durchgeführt werden, welche in Abbildung 11 dargestellt ist. Bei diesem Verfahren gilt es aber, um korrekte Ergebnisse von pH- und Blutgas-Werten gewährleisten zu können, vor der Probengewinnung die arterielle Zirkulation der Punktionsstelle zu stimulieren, was anhand einer hyperämisierenden Salbe erreicht wird. Die Salbe führt zu einer Erweiterung der Kapillargefäße und Förderung des arteriellen Blutflusses in den Kapillaren. Wird die Blutprobe innerhalb von 10-30 Minuten nach dem Auftragen der Salbe gewonnen, ist die Analyse mit der direkten, arteriellen Punktion vergleichbar. [23]

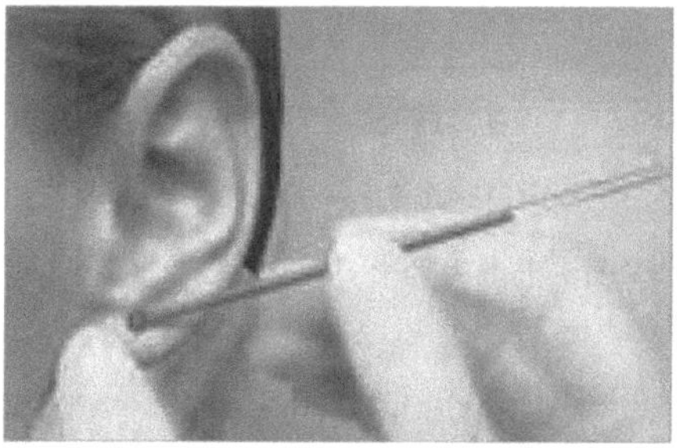

Abbildung 11: Kapilläre Blutentnahme aus dem hyperämisierten Ohr [23]

2.4.7 Belastungsuntersuchung

In der Pneumologie stellt die Spiroergometrie die kardiorespiratorische Belastungsuntersuchung dar. Die Spiroergometrie beschreibt die Messung der Atmung unter den Bedingungen einer definierten Belastung. Die Untersuchung setzt aber voraus, dass ein gutes Zusammenspiel zwischen Atmung, Herz-Kreislaufsystem, Muskulatur, Skelett- und Nervensystem sowie Stoffwechsel besteht. [2]

Mittels Spiroergometrie ist es möglich, den wichtigsten Leistungsparameter, die maximale Sauerstoffaufnahme (VO_{2max}) zu messen. Die Untersuchung gibt somit Auskunft über die Ventilation, die Diffusion, das Herzzeitvolumen, den Hämoglobingehalt des Blutes und die mitochondriale Leistungsfähigkeit der Muskulatur. Im Einzelnen wird die klinische Symptomatik, die erreichte Leistung in einer bestimmten Zeit, die Größe des Atemvolumens, die Menge an aufgenommenen Sauerstoff und abgebenden Kohlendioxid, die Pulsfrequenz zusammen mit EKG und dem Blutdruck sowie die Formanalyse der Atemströmungskurve erfasst. [2, 18]

Zur Durchführung der Untersuchung wird meist ein Rampenprotokoll mit einem kontinuierlichen Belastungsanstieg von ca. 10 Watt/min verwendet, um die Probanden vollständig aus zu belasten. Bei HochleistungssportlerInnen wird ein Anstieg bis hin zu 50 Watt/min verwendet. [18]

Während der gesamten Untersuchung ist darauf zu achten, ob sich klinisch oder im EKG Hinweise auf eine Ischämie oder auf Herzrhythmusstörungen ergeben. Durch das kontinuierliche Plotting der Fluss-Volumen-Kurven unter Belastung, zeigt sich, ob bzw. zu welchem Zeitpunkt die ventilatorischen Reserven aufgebraucht sind. Dementsprechend darf die Messung erst abgebrochen werden, wenn der Proband vollständig ausbelastet ist oder es auf medizinischer Sicht notwendig ist. Ausbelastet ist die zu untersuchende Person, wenn die Soll-Herzfrequenz erreicht, eine Plateau-Bildung im Bereich der VO_2 sichtbar ist, VE ungefähr MVV entspricht und die Atemfrequenz > 45/min beträgt. Anschließend wird durch Vergleich der Soll-Wattzahlen und -VO_{2max} mit den erreichten Werten abgeklärt werden, ob die Leistungsfähigkeit des Probanden eingeschränkt ist. [18]

Dargestellt wird die Messung in der 9-Felder-Grafik nach Wasserman, was in Abbildung 12 dargestellt wird. Im ersten Panel der Wasserman-Grafik ist das Atemminutenvolumen gegen die Zeit oder Wattzahl aufgetragen und erlaubt Aufschluss über die maximale Ventilation und Leistungsfähigkeit. Panel 2 dient zur Erkennung der kardialen Reserve, indem die Herzfrequenz gegen die erbrachte Wattzahl aufgetragen wird. In Panel 3 wird der Gasaustausch und somit die Leistungsfähigkeit der PatientInnen veranschaulicht. Panel 4 erlaubt die bildliche Veranschaulichung des Atemäquivalentes für CO_2. Der Graph von Panel 5 zeigt das abgeatmete CO_2-Volumen gegen die Sauerstoffaufnahme dargestellt. Das Panel 6 dient der Abbildung der Entwicklung der Atemäquivalenten für O_2 und CO_2 im Zeitverlauf der Belastung. In Panel 7 wird das Atemminutenvolumen gegen das Atemzugvolumen am Koordinatensystem aufgetragen. Panel 8 zeigt einerseits die Änderung des RER und andererseits die Änderung der ventilatorischen Reserve während der Belastung an. In Panel 9 wird der Kurvenverlauf von $PaCO_2$ und PaO_2 dargestellt. [2, 18]

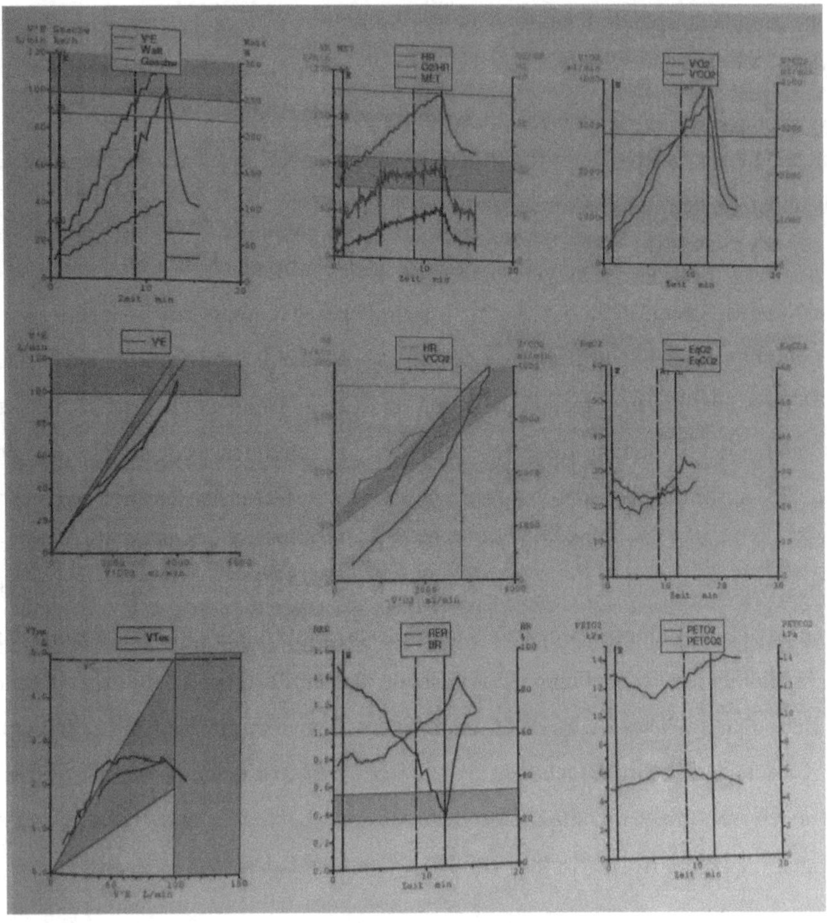

Abbildung 12: Wasserman-Panel [18]

2.4.8 Diagnostik schlafbezogener Atmungsstörungen

Zur Diagnostik einer Schlafapnoe dient die Polygraphie. Die Polygraphie bietet die Möglichkeit mit einem tragbaren Gerät während des Schlafes wichtige

Körperfunktionen aufzuzeichnen. So können Polygraphie-Systeme die ersten Hinweise für die Ursache einer schlafbezogenen Atmungsstörung aufzeigen. [18]

Die Polygraphie kann ambulant als auch stationär erfolgen. Das Gerät darf nur unter Aufsicht eines Arztes oder von geschulten BMAs betrieben werden. In beiden Fällen muss die Messung jedoch mindestens sieben Stunden andauern. Die ambulant einsetzbaren Polygraphie-Geräte kennzeichnen ein kleines Speichergerät, dessen Daten am nächsten Morgen computerunterstützt ausgewertet werden können. Der Unterschied zu den Polysomnographien, welche ausschließlich in Schlaflabors erfolgen, ist, dass bei einer Polygraphie nur die durchschnittliche Anzahl der respiratorischen Ereignisse (RDI = „respiratory disturbance index“), während eine Polysomnographie die absolute Anzahl an respiratorischen Ereignissen pro Messstunde (AHI = Apnoe-Hypnoe-Index) aufzeigt. [24]

Die Polygraphiesysteme müssen der S3-Leitlinie der deutschen Gesellschaft für Schlafforschung und Schlafmedizin (DGSM) unterliegen. Entsprechend der Leitlinie muss der Atemfluss mit einem Thermistor, die Atmungsanstrengung mittels Induktionsplethysmographie, die Sauerstoffsättigung mittels Pulsoximetrie, die Pulsfrequenz sowie die Körperlage erfasst werden. [25]

2.4.9 Blutgas-Monitoringsystem

Während die Polygraphie zur Untersuchung von schlafbezogenen Atmungsstörungen dient, werden zur Diagnostik und Überwachung der Ventilation und der Sauerstoffsättigung transkutane Blutgasmonitoring-Geräte verwendet. Über einen Sensor, der nicht-invasiv an der Hautoberfläche aufgebracht wird, können die Kohlendioxid- und Sauerstoffpartialdrücke, sowie die Pulsfrequenz und die Sauerstoffsättigung bei PatientInnen ermittelt werden. Durch eine konstante

Erwärmung des neben dem Sensor liegenden Hautareals, wird der örtliche, kapilläre Blutfluss sowie die Gasdiffusion gesteigert. [26]

Der Sauerstoff-Partialdruck wird anhand des Prinzips einer dynamischen Fluoreszenzlöschung ermittelt. Die Funktionsweise beruht auf einem fluoreszierenden Farbstoff, der in der Trägerschicht der Sensoroberfläche fixiert ist. Mit dem fluoreszierenden Farbstoff können örtliche nahe Sauerstoffmoleküle gemessen werden. Die Messung der Kohlendioxid-Partialdrücke beruht auf einem PCO_2-Sensor nach Stow-Severinghaus. Dieser beinhaltet eine pH-Glaselektrode, welche sich in einer Elektrolytschicht eingeschlossen ist, welche sich unter einer hydrophoben, CO_2- und O_2-durchlässigen Membran befindet. [27]

Die Sauerstoffsättigung wird anhand eines Pulsmesssystem ermittelt. Das Messsystem ermöglicht durch zwei Wellenlängen die Differenzierung zwischen oxygenierten und desoxygenierten Blut, indem rotes (λ=658nm) und infrarotes (λ=880nm) Licht durch ein Kapillarbett geleitet werden. Während der einzelnen Pulszyklen kann dann die Änderung der Lichtabsorption ermittelt werden. Hierzu wird das Licht von Leuchtdioden durch ein Messobjekt an einen Photodetektor gesandt, welcher das empfange Licht in elektrische Impulse umwandelt und dieses zur Berechnung an das Monitoringsystem übermittelt. [27]

2.5 Fluss-Volumen Parameter

Bei der Spirometrie werden die Lungenvolumina, anhand des in Abbildung 13 dargestellten Ablaufes, bei einer bestimmten Atemlage, wie z.B. maximaler Inspiration, ermittelt und umfassen VC, FEV1, PEF und MEF [15].

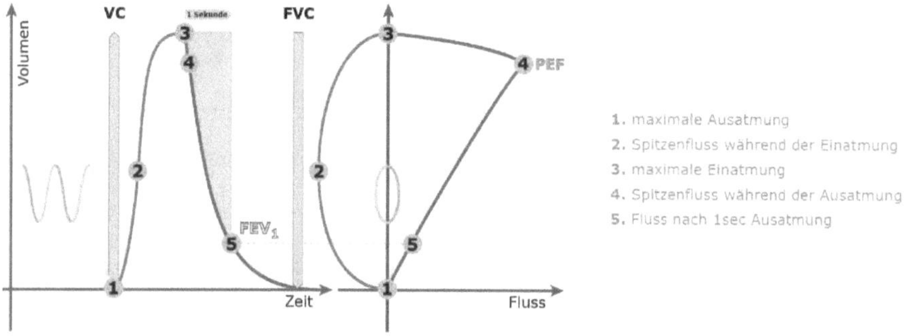

Abbildung 13: Entstehung der Fluss-Volumen-Kurve [19]

2.5.1 Vitalkapazität (VC)

Die Vitalkapazität berechnet sich aus dem Atemzugvolumen sowie den inspiratorischen und exspiratorischen Reservevolumen und beträgt bei gesunden Personen etwa 4,5L. Das Manöver zur Messung der VC, auch IVC genannt, besteht aus einer Ruheatmung mit anschließender maximaler Exspiration, gefolgt von einer maximalen Inspiration. In der Praxis wird meist die forcierte Vitalkapazität ermittelt, welche das Volumen angibt, das nach tiefer Inspiration schnell ausgeatmet werden kann. [10, 15]

2.5.2 forciertes exspiratorisches Volumen der ersten Sekunde (FEV1)

Im Zusammenhang mit dem Manöver der Vitalkapazität kann durch eine schnelle und kraftvolle Exspiration nach maximaler Inspiration die Einsekundenkapazität ermittelt werden. Der Sollwert des relativen FEV1, auch als Tiffeneau-Wert bezeichnet, liegt zwischen 70 und 80% und ist altersabhängig. Gesunde Menschen können somit ungefähr 75% der Vitalkapazität innerhalb einer Sekunde ausatmen. Der Parameter dient zur Beurteilung der Schweregrade obstruktiver Atemwegserkrankungen, wie COPD. [3]

2.5.3 Maximaler exspiratorischer Spitzenfluss (PEF)

Der Spitzenfluss (Peak Flow) kann anhand des Beginnes der forcierten Exspiration ermittelt werden, da hier die schnellsten Atemflüsse aufgefunden werden. Die Luft wird am Beginn der forcierten Ausatmung zunächst aus den oberen Atemwegen mobilisiert. [15]

2.5.4 Prozentueller, maximaler exspiratorischer Fluss (MEF 75/50/25)

Je weiter die Exspiration fortschreitet, desto mehr kommt die Luft aus den kleineren Atemwegen. Anhand der Messung der Atemflüsse zu verschiedenen Zeitpunkten können die verschiedenen Etagen einer eventuell vorhandenen Obstruktion beurteilt werden. Ein MEF25 bedeutet also, dass noch 25% der VC exspiratorisch vorhanden sind. Eingeschränkte MEF-Werte können durch Entzündungen der kleinen Atemwege zustande kommen. [15]

2.6 Druck-Fluss-Parameter

Mit einem Bodyplethysmographen kann im Gegensatz zur Spirometrie der gesamte Atemzyklus erfasst werden, welcher sich in einem Druck-Fluss-Diagramm anhand einer Schleife graphisch abbilden lässt. [13]

2.6.1 Atemwegswiderstand (Resistance, Raw)

Die Atemwegs-Resistance entspricht der Relation des Atemflusses zum erforderlichen Alveolardruck. Somit besagt die Resistance, wie viel Druck nötig ist, um eine Strömung von 1L/Sekunde zu erzeugen. Bestimmt wird die Raw zusammen mit dem funktionellen Residualvolumen durch einen Bodyplethysmographen. Die Bestimmung des FRCpleth ist nötig, da die Raw daraus berechnet wird. Die Berechnung besagt, je kleiner das FRCpleth, desto höher die normale Raw. Die Berechnung des FRCpleth besagt eine Abhängigkeit des Widerstandes vom Volumen nach dem Boyle´schen Gesetz:

$$p^*V = \text{konstant}$$

Die Darstellung des spezifischen Widerstandes erfolgt anhand eines Koordinatensystems, mit dem Druck auf der X-Achse und dem Fluss auf der Y-Achse. Die Schleife schneidet den Nullpunkt des Koordinatensystems jeweils zu Beginn und Ende der Inspiration sowie Exspiration. Die Raw entspricht dem Winkel der Geraden zur X-Achse. Die Tangente, welche durch die Bodyschleife gelegt werden kann, wird als Reff bezeichnet und entspricht der Hälfte der Fläche, die von einer Atemschleife umschlossen werden kann. Je steiler die Gerade verläuft, desto kleiner ist die Raw und umgekehrt. Der Normalwert der spezifischen Widerstandes liegt bei 0,22kPa/L/sec. [17]

2.6.2 Funktionelles Residualvolumen (FRCpleth)

Das funktionelle Residualvolumen ist auch bekannt als intrathorakales Gasvolumen (ITGV). Die Bestimmung von FRCpleth erfolgt während des Verschlussmanövers. Gemessen wird dabei der Munddruck, da die PatientInnen das Lungenvolumen komprimieren, wenn sie gegen den Widerstand atmen. [13]

2.6.3 Totale Lungenkapazität (TLC)

Die totale Lungenkapazität entspricht jenem Gasvolumen, das nach maximaler Inspiration im Thorax enthalten ist. Die TLC enthält mitunter das Residualvolumen, wodurch eine Messung der TLC nur mit einem Ganzkörperplethysmographen möglich ist. Somit entspricht die TLC der Summe aus Residualvolumen und Vitalkapazität:

$$TLC = RV + VC$$

Eine normale TLC entspricht einem Wert von 6-6,5L. [17]

2.7 Diffusionsparameter

Die Messung der Diffusionskapazität benötigt zur Bestimmung zwei Parametergrößen: die Sauerstoffaufnahme und den Diffusionsgradienten. [17]

2.7.1 Diffusionskapazität für CO (DLCO)

Als Diffusionskapazität wird die Gasmenge bezeichnet, die pro Minuten aus den Alveolen in das Kapillarsystem diffundiert. Aus der Differenz des Inspirationsgases zum Ausatemgas kann die Diffusionskapazität bestimmt werden. Die Bestimmung der DLCO erlaubt somit Rückschlüsse über die Fähigkeit der Lunge, Sauerstoff aus der Einatemluft auf- und Kohlendioxid abzugeben. Eine DLCO von 100% bedeutet, dass die Diffusionskapazität der Lunge proportional zur Sauerstoff-verbrauchenden Körpermasse ist. [13, 15, 17]

2.7.2 Alveolarvolumen (VA)

Die Bestimmung des VA (mL) basiert auf der Verdünnung des Intergases [13]. Findet man bei dem VA eine Verminderung vor, empfiehlt sich die absolute Diffusionskapazität in Relation zum gemessenen Alveolarwert, wie in Tabelle 4, zu betrachten. Da das VA der TLC entspricht, können pulmonale und extrapulmonale Restriktionen differenziert werden. So ist bei extrapulmonal bedingten Restriktionen die DLCO VA mit über 80% normal. [18]

Tabelle 4: Einteilung der Schweregrade einer Diffusionsstörung anhand des DLCO-Wertes (in Anlehnung an [18])

Schweregrad	DLCO VA in % der Norm
Leichte Diffusionsstörung	60-80%
Mittelgradige Diffusionsstörung	40 bis 60%
Schwere Diffusionsstörung	< 40 %

2.7.3 Krogh-Faktor (KCO)

Der Krogh´sche Diffusionskoeffizient ist ein physikalischer Koeffizient. Für Kohlendioxid ist er 23-mal höher als für O_2, was bedeutet, dass 23-mal mehr CO_2 als O_2 diffundiert. Diffusionsstörungen entsprechen Oxygenierungsstörungen, da die Diffusionskapazität des CO_2 deutlich höher ist und so praktisch keine messbaren CO_2-Diffusionsdefizite möglich sind. Der Krogh-Faktor bezieht die DLCO auf das VA, also auf das messbare Äquivalent der Alveolarfläche. Zur Berechnung wird die Lungenfunktionsgröße IGV verwendet:

$$KCO = DLCO/IGV \text{ mmol/min/kPa/L}$$

Der KCO wird wie die DLCO in %Ref angegeben. In Tabelle 5 ist die schematische Beurteilung von Diffusionsstörungen bezogen auf DLCO und KCO dargestellt. [15, 17]

Tabelle 5: Darstellung der Befundmuster von Diffusionsstörungen (in Anlehnung an [17])

Befundmuster	Interpretation
DLCO ⊥, KCO ⊥	⊥ Diffusion
DLCO ⊥, KCO ↓	Verschlechterung der Diffusionseigenschaften einer großen Lunge

DLCO ↓, KCO ⊥	Verkleinerung der Diffusionsoberfläche einer ansonsten ⊥ Lunge
DLCO ↓, KCO ↓	Vollständiges Muster einer verminderten Diffusionseigenschaft

3 Material

In der Funktionsdiagnostik wird vorwiegend mit den PatientInnen selbst gearbeitet. Mit menschlichen Proben kommt man dabei nur zu einem geringen Anteil in Kontakt, wenn Blut abgenommen wird oder eine Blutgasanalyse erfolgt. Ansonsten beschränkt sich das verwendete Material in der Pneumologie auf die Untersuchungsgeräte und deren Zubehör. Als Untersuchungsmaterial dient der Proband selbst, oder bei einer Blutgasanalyse die kapilläre Blutprobe. Im Folgenden werden die dem Buch zugrunde liegenden, verwendeten Geräte sowie dessen Verbrauchsmaterialien beschrieben und aufgelistet. Eine genauere Beschreibung der Gerätesysteme kann in den jeweiligen Gerätehandbüchern nachgeschlagen werden.

3.1 NIOX VERO®

Das NIOX VERO® Gerät der Firma Aerocrine dient zur Messung des Stickstoffmonoxids im menschlichen Atem. NIOX VERO® ist ein Point-of-Care-Gerät und beinhaltet die in Tabelle 6 dargestellten technischen Leistungsdaten.

Tabelle 6: technische Angaben zu NIOX VERO® (in Anlehnung an [28])

Variable	Leistungsdaten
Messbereich	5-300 ppb
Exhalationsdauer	10 Sekunden (Erwachsene), 6 Sekunden (Kinder)
Dauer der Auswertung	1 Minute
Präzision	< 2 ppb des Messwertes bei Werten < 50 ppb < 4 % des Messwertes bei Werten ≥ 50 ppb

Genauigkeit	+-5 ppb oder maximal 10 % des Messwertes
Funktionsdauer Gerät	Mindestens 5 Jahre
Funktionsdauer Sensor	Höchstens 12 Monate nach Öffnen der Dose und Installation in das Gerät
Funktionsdauer Mundstückhalter	Höchstens 12 Monate oder 1000 Messungen

Zur Durchführung einer Messung des fraktionierten, exhalierten Nitritoxid in der Ausatemluft, wird bei jeder Messung ein neues Mundstück benötigt. Des Weiteren dürfen der Sensor und der Mundstückhalter nicht abgelaufen sein und es muss eine mögliche Messung am Sensor vorhanden sein. Die Verbrauchsmaterialien werden über die Firma Habel Medizintechnik bestellt und sind in Tabelle 7 aufgelistet.

Tabelle 7: Verbrauchsmaterial für NIOX VERO®

Artikel	Bestellnummer	Firma
NIOX VERO Sensor	88 12-1630	Habel Medizintechnik
NIOX VERO Mundstücke	88 12-1020	Habel Medizintechnik
NIOX VERO Mundstückhalter	88 12-1010	Habel Medizintechnik

3.2 Vyntus™ Body

Der „Vyntus™ Body“ der Firma JAEGER ist ein Ganzkörperplethysmograph und bestehend aus einer geräumigen Kabine mit einem magnetischen Türschließmechanismus, einem Ultraschall-Flusssensor und einem Shutter. Tabelle 8 zeigt die Geräteeigenschaften anhand der technischen Daten dar.

Tabelle 8: technische Daten zu "Vyntus™ Body" (in Anlehnung an [13])

Fluss	**Spezifikation**
Typ	Ultraschall
Messbereich	0 bis 18L/s bidirektional
Genauigkeit	Exhalation bei 0 bis 14L/s: 1,5% Abweichung Inhalation bei 0 bis 14L/s: 2,5% Abweichung
Volumen	**Spezifikation**
Typ	Ultraschall
Messbereich	30L
Genauigkeit	Exhalation bei 0 bis 14L/s: 1,5% Abweichung Inhalation bci 0 bis 14L/s: 2,5% Abweichung
Munddruck	**Spezifikation**
Typ	Piezo resistiv
Messbereich	±20 kPa mit ±1% Abweichung
Kabinensignal	**Spezifikation**
Druckwandlertyp	Piezo-resistiv kalibriert bei Verschiebevolumen
Druckwandlerbereich	0 bis ±2500mL bei 1000hPa Umgebungsdruck mit ±2% Abweichung

Diffusionsmessung	**Spezifikation**
Typ	Infrarot
Messbereich	0 bis 0,33Vol% mit ±0,003Vol% Abweichung
Umgebungsmodul	**Spezifikation**
Temperatursensor	Messbereich: -10 bis +50°C ±0,5°C Abweichung bei 20°C ±1°C Abweichung bei 10 bis 34°C
Feuchtigkeitssensor	Messbereich: 0 bis 100% relative Luftfeuchte mit 4% Abweichung
Luftdrucksensor	Messbereich: 500 bis 1100 hPa mit ±2,5hPa Abweichung
Kalibrationspumpe	**Spezifikation**
Volumen	3L
Genauigkeit	0,4%

In Tabelle 9 sind die Verbrauchsmaterialien zu dem Gerät „Vyntus™ Body“ aufgelistet. Für das Gerät dürfen ausschließlich von CareFusion zugelassenen Produkte verwendet werden.

Tabelle 9: Verbrauchsmaterialien und Zubehör für "Vyntus Body"

Artikel	Bestellnummer	Firma
MicroGard IIB mit integriertem Mundstück, 50 Stück	V-892381	CareFusion
Nasenklemme	892120	CareFusion

Nasenklemmenpolster „Schaumstoff", 100 Stück	892121	CareFusion
Manuelle Kalibrationspumpe, 3L	720254	CareFusion
ProMed pul-Multigas	892566R	CareFusion

3.3 Epoc® Blood Analysis System

Das epoc®-Blutanalysegerät der Firma Siemens Healthineers umfasst drei Hauptbestandteile: epoc®-Reader, epoc®-Host, epoc®-Testkarte. Das Zusammenspiel aller drei Einzelteile bildet das Blutanalysesystem, mit den in Tabelle 10 aufgelistet technischen Daten.

Tabelle 10: technische Angaben zu Epoc® (in Anlehnung an [29])

Variable	**Spezifikation**
Batterie-Bereitschaft	10,5 Stunden bei voll aufgeladener Batterie
Betriebstemperatur	15-30°C
Lagertemperatur	0-45°C
Sensorelektronik	Amperometrisch, potentiometrisch, konduktimetrisch
Testdauer	45 Sekunden nach Probeneinführung
Thermische Kontrolle	Kalibriert auf 37°C ±0,15°C

Tabelle 11 dient zur Auflistung der für das Epoc Blood Analysis System notwendigen Verbrauchsmaterialien.

Tabelle 11: Liste der Verbrauchsmaterialien für Epoc® Blood Analysis System

Artikel	**Bestellnummer**	**Firma**

epoc® BGEM BUN – BG – RGT – 25ST (Testkarten)	10736515	Siemens Healthineers
epoc® Care-Fill Capillary Tubes BG-CON-50T (Glaskapillaren)	10736380	Siemens Healthineers
Safety Lancets, 25Stk.	WELL228-25	Wellion

3.4 Vyntus ™ CPX

Als Ergospirometrie-System dient das JAEGER ™ Vyntus ™ CPX. Diese Ergospirometrie wird zur genauen Bestimmung der metabolischen Parameter der PatientInnen verwendet. Die Daten der Ergospirometrie werden Atemzug für Atemzug (breath-by-breath) aufgezeichnet. Die Gerätespezifikationen sind in Tabelle 12 dargestellt.

Tabelle 12: Gerätespezifikationen für Vyntus ™ CPX (in Anlehnung an [30])

Ergospirometrie	**Messbereich**
Ventilation	0 bis 300 L/min mit 2% Genauigkeit
O2-Aufnahme	0 bis 7 L/min mit 3% Genauigkeit
CO2-Abgabe	0 bis 7 L/min mit 3% Genauigkeit
Volumensensor	**Messbereich**
Volumen	0 bis 10 L
Fluss	0 bis 15 L/min

In Tabelle 13 sind die technischen Details bezüglich der beiden Analysatoren gegenübergestellt.

Tabelle 13: technische Angaben zu den Analysatoren (in Anlehnung an [30])

	O2-Analyser	CO2-Analyser
Typ	Digitaler Hochgeschwindigkeitsanalyser	Digitaler Hochgeschwindigkeitsanalyser
Prinzip	Elektrochemie	Infrarotabsorption
Bereich	0-100 Vol%	0-15 Vol%
Genauigkeit	0,2%	1%

Für Vyntus™ CPX darf, wie für Vyntus Body, ausschließlich von CareFusion zugelassenes Zubehör- und Ersatzmaterial verwendet werden, welches in Tabelle 14 aufgelistet ist.

Tabelle 14: Materialliste für Zubehör und Ersatzteile

Artikel	Bestellnummer	Firma
Adapter für DVT	V-861078	CareFusion
Twin Tube	V-707327	CareFusion
Volumensensor-Einsatz	982094	CareFusion
Kalibrationsgas	V-892587	CareFusion
Atemmaske, Größe M	V-982185	CareFusion

3.5 Embletta® Gold

Embletta® Gold wird von der Firma Embla zur Diagnosestellung von Schlafstörungen hergestellt. Die Embletta® Gold gehört zur Klasse IIa der Medizinprodukte und entspricht mit seinem CE-Kennzeichen den geltenden Sicherheitsrichtlinien für medizinische Geräte der Europäischen Union. In Tabelle 15 sind die Systemeigenschaften der Embletta® Gold aufgezeigt.

Tabelle 15: Systemeigenschaften der Embletta® Gold (in Anlehnung an [31])

Beschreibung	**Eigenschaft**
Aufzeichnungsdauer	24 Stunden
Betriebstemperatur	+5°C bis +50°C
Lagerungstemperatur	-20°C bis +50°C
Luftdruckgrenze	Hält 0,2 bis 2 Bar stand
Luftfeuchtigkeit	0-95%

In Tabelle 16 wird das für Embletta® Gold verwendete Material aufgelistet.

Tabelle 16: Übersicht der Materialien für Embletta Gold

Artikel	**Bestellnummer**	**Firma**
Diagnostische Nasenkanülen	1420002	natus® neuro
XactTrace™ Einmalgurt, 20m	1421000	natus® neuro
EKG-Elektroden		Carefusion

3.6 SenTec

Das SenTec Digital Monitoring System der SenTec AG umfasst die nicht-invasive Überwachung vom Kohlendioxid-Partialdruck, Sauerstoffsättigung und Pulsfrequenz, deren technische Spezifikationen in Tabelle 17 beschrieben werden, mit nur einem Sensor.

Tabelle 17: technische Daten zum SenTec-Überwachungssystem (in Anlehnung an [32])

V-Sign™ Sensor	**Spezifikation**

Messprinzip	pCO2 Messung gemäß Severinghaus 2-Wellenlängen Reflexions-Pulsoximeter
Sensortemperatur	+42°C bei Erwachsenen
Wechsel der Sensormembran	alle 4 Wochen
SenTec Digital Monitoring System	**Spezifikation**
Kohlendioxid-Partialdruck	Messbereich: 0-200mmHg
Sauerstoffsättigung	Messbereich: 1-100%
Puls	30-250 Schläge pro Minute (bpm) mit ±3bpm

In Tabelle 18 sind die für SenTec benötigten Verbrauchsmaterialien dargestellt.

Tabelle 18: Materialliste für SenTec Digital Monitoring System

Artikel	**Bestellnummer**	**Firma**
MAR-MI / Multi-Site Attachment Ring	ST-MAR-A/P	Eumedics
SenTec Kalibriergas	ST-GAS-0812	Eumedics
SenTec Sensor Gel	ST-GEL-04	Eumedics
SenTec V-Sign™ Membrane Changer Inserts	ST-VS-MCI	Eumedics

4 Methoden

Die kardiorespiratorische Diagnostik ist gekennzeichnet durch eine Vielzahl an Untersuchungsmethoden. Bei einem Großteil dieser Techniken konnten für das kardiorespiratorische Qualitätsmanagement wichtige Fakten erörtert und infolgedessen die Prozesse optimiert werden. In diesem Kapitel soll in erster Linie auf die Durchführung der diagnostischen Methoden näher eingegangen werden.

4.1 FeNO-Messung

Für die Messung des fraktionierten exhalierten Nitritoxid wurde das „NIOX VERO®“ Überwachungssystem für Atemwegserkrankungen der Firma „Aerocrine“ verwendet.

4.1.1 Messvorbereitung

Bevor eine Messung mit dem NIOX VERO® gestartet werden kann, muss das Gerät eingeschaltet, der Selbsttest abgeschlossen und sowohl Mundstückhalter als auch Sensor gültig sein. Des Weiteren muss die Haube des Mundstückhalters durch ein Mundstück, welches als Einmalprodukt verwendet wird, ersetzt werden und sichergestellt werden, dass das Mundstück mit einer Drehbewegung gut befestigt worden ist. Anschließend muss dem PatientInnenklientel die Messung erklärt werden. Der Proband erhält den Mundstückhalter und wird dazu angehalten eine Atemprobe, wie in 4.1.2 definiert, abzugeben.

4.1.2 Messdurchführung

Die Messung kann anhand der Play-Taste gestartet werden. Auf dem Display des NIOX VERO®, welcher in Abbildung 14 dargestellt ist, erscheint eine Schlucht, auf dessen linken Seite sich ein Mädchen mit einem Luftballon und eine Sonne befindet.

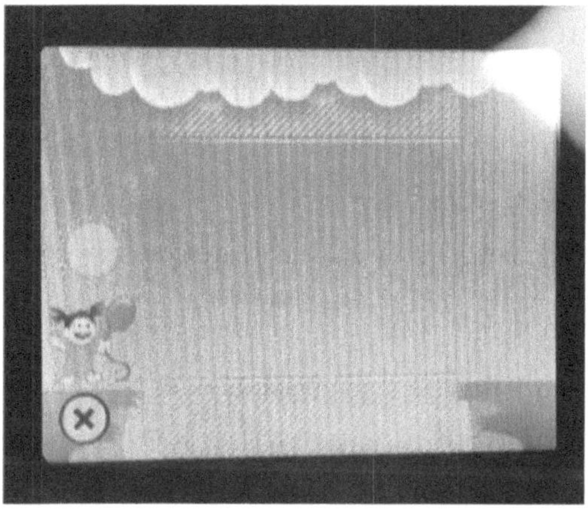

Abbildung 14: Bildschirm der FeNO-Messung am Beginn der Messung

Die KlientInnen werden zunächst darum gebeten, das Mundstück gut mit den Lippen zu umschließen, um eine mögliche Luftentweichung zu vermeiden. Anschließend werden die PatientInnen dazu angehalten, tief durch das Mundstück einzuatmen, was einen Anstieg der Wolke herbeiführt. Erreicht die Sonne die Linie am Himmel, soll der Proband probieren, möglichst gleichmäßig eine Exspiration zu erzeugen. Die Ausatmung muss hierbei solange bestehen, bis das Mädchen von dem Luftballon auf die andere Seite der Schlucht getragen wurde. Um auf die andere Seite der Schlucht zu gelangen, muss die Exspiration so gleichmäßig sein, dass das Mädchen in der Mitte des Displays fliegt. Ein zu hoher exspiratorischer Druck führt dazu, dass das Mädchen zu weit oben ist und umgekehrt. In beiden Fällen wird die Messung abgebrochen, da dieser Atemvorgang keiner gleichmäßigen Exspiration entspricht. Bei einer erfolgreichen Messdurchführung wird das Ergebnis in parts per billion innerhalb einer 1-minütigen Auswertungsdauer ermittelt und erscheint anschließend auf dem Display.

4.2 forcierte Spirometrie-Messung

Für die Messung einer forcierten Spirometrie wurde die Applikationsauswahl „forcierte Spirometrie“ im SentrySuite-Programm und dem zugehörigen Gerät „Vyntus Body“ der Firma „Jäger“ verwendet. Des Weiteren wurden statistische Daten erhoben, welche im Kapitel 5.3 aufgezeigt und interpretiert werden.

4.2.1 Messvorbereitung

Zur Durchführung einer forcierten Spirometrie ist es notwendig, dass täglich eine Volumenverifizierung mit anschließender Volumenkalibrierung durchgeführt wird, da sich der Widerstand bei Pneumotachographen verändern kann. Des Weiteren müssen die Umgebungsbedingungen korrekt im Messsystem hinterlegt sein. Die Volumenkalibrierung erfolgt anhand der Benutzung einer 3L Eichpumpe, wobei ein Hub zwei Mal pumpen bedeutet. Die Kalibration erfolgt anhand eines Verwerfhubes und 4 darauffolgenden Kalibrationshüben. Die Richtigkeit der Umgebungsdaten muss täglich überprüft werden, da falsche oder ungenaue Daten zu fehlerbehafteten inspiratorischen Parametern führen. Die Umgebungsdaten werden bei den meisten Geräten über ein Umgebungsmodul ermittelt, welches die aktuellen Werte für die Raumtemperatur, relative Luftfeuchte und Luftdruck registriert.

4.2.2 PatientInnen-Vorbereitung

Die PatientInnen müssen vor dem Ablauf der Spirometrie sowohl psychisch als auch physisch auf die Messung vorbereitet werden. Die PatientInnen müssen eine Sitzgelegenheit während der Messung haben, da eine Messung beim stehenden Menschen eine Erhöhung der Parameter mit sich bringt. Die Haltung der PatientInnen ist wichtig für die maximale Ausschöpfung der richtigen Atmung, das heißt, dass die Probanden aufrecht mit geraden, leicht überstreckten Kopf die Untersuchung durchleben sollten. Die PatientInnen müssen von den Untersuchenden vor Beginn der Messung genauestens über den Ablauf der Messung informiert werden, da die Mitarbeit der untersuchten Person erforderlich ist.

4.2.3 Messdurchführung

Die forcierte Spirometrie setzt die Unterbindung der Nasenatmung durch eine Nasenklemme unmittelbar vor dem Messstart voraus. Die Messung startet, wenn der Proband das Mundstück zwischen die Zähne nimmt und mit den Lippen visuell sichtbar umschließt.

Ruheatmung

Der Proband wird zunächst aufgefordert normal in den Lungenfunktionsfilter zu atmen. Dies wird solange durchgeführt bis eine gleichmäßige, stabile Ruheatmung erkennbar scheint. Voraussetzung ist eine Mindestanzahl von 5 Ruheatemzüge. Die Gleichmäßigkeit der Atmung wird im Spirogramm als Hilfestellung durch eine gestrichelte rote Linie gekennzeichnet.

ERV-Manöver

Das Manöver setzt voraus, dass die zu untersuchende Person aus der Normalatmung so tief wie möglich ausatmet. Anschließend soll so tief wie möglich eingeatmet werden und mit einem Stoß eine sofortige, forcierte und längst mögliche Exspiration erzeugt werden. Zum Abschluss sollen einige Normalatemzüge getätigt werden.

4.3 Bodyplethysmographie

Die Bodyplethysmographie wird über die Applikationsauswahl „Bodyplethysmographie“ ausgewählt und wie bei der forcierten Spirometrie über das Gerät „Vyntus^{TM} Body“ der Firma JAEGER gestartet.

4.3.1 Messvorbereitung

Zum Start einer Bodyplethysmographie müssen einmal täglich vor Messbeginn eine Volumenkalibration, wie in Kapitel 4.2.1. erläutert, sowie eine Kabinenkalibration durchgeführt werden. Die Kalibration der Kabine dient zur Kalibration der Kabinensensorik bzw. des Verschiebevolumens und der Verifizierung der Dichtigkeit der Kabine.

Das Messprogramm wird mit der Anwahl der Applikation angewählt. Im folgenden Schritt wird der Proband aufgefordert in der Kabine Platz zu nehmen. Nach detaillierter Erklärung des Messvorganges, wird dieser dazu aufgefordert, das Mundstück mit den Lippen gut zu umschließen. Die Nase der PatientInnen wird mit einer Nasenklemme verschlossen. Vor dem Start der Messung müssen die Türmagneten aktiviert werden. Anschließend kann die Kabinentür geschlossen werden, indem die Tür gegen die Magneten gedrückt wird bis die Tür durch den Magnetismus hörbar angezogen wird und schließt.

4.3.2 Messdurchführung

Nachdem die Türe vollständig geschlossen worden ist, kann die Messung sofort gestartet werden. Nach begonnen Messstart wird der Proband aufgefordert sich zu entspannen und die Messung vorerst mit einer Ruheatmung, bestehend aus mindestens 4 Atemzügen, durchzuführen. Sobald die Ruheatemzüge reproduzierbare

Atmungsschleifen abbilden, kann weiter zum ersten Messabschnitt gegangen werden. Der gesamte Messvorgang wird in Abbildung 15 dargestellt.

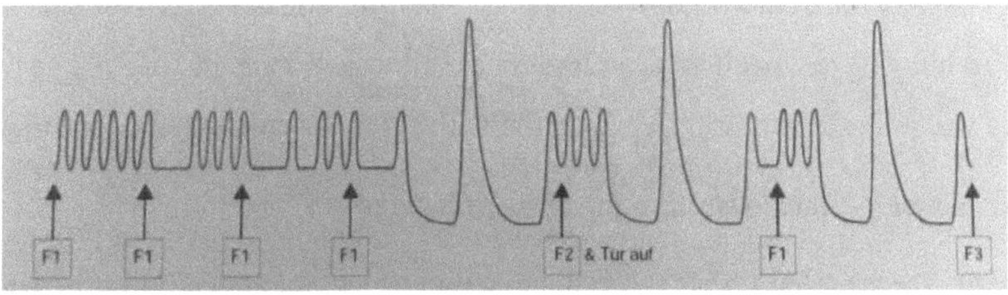

Abbildung 15: Messablauf "Body Standard" [13]

Erster Messabschnitt – Verschluss als nicht-verbundenes Manöver

Im ersten Messabschnitt erfolgt eine Volumenmessung, in der anhand eines Verschlussmanövers das FRCpleth bestimmt wird. Das Auslösen der Volumenmessung führt dazu, dass sich ein sogenannter Shutter, die Ruheatmung bei Beginn der nächsten Einatmung kurzzeitig behindert. Der Shutter bezeichnet somit einen kurzzeitigen Klappenverschluss. Während dem Einsetzen des Verschlussmanövers soll der Proband dazu aufgefordert werden, möglichst ohne erhöhte Kraftanstrengung mit der normale Ruheatmung fortzusetzen. Da Manöver sollte ein weiteres Mal durchgeführt werden, wobei zwischen den beiden Versuchen mindestens 2-3 Ruheatemzüge liegen sollten, um eine möglichst gleichmäßige Atmung instruieren zu können.

Zweiter Messabschnitt – Verschluss als verbundenes Manöver mit Spirometrie

Durch Einleitung eines dritten Verschlusses mit „F1“ wird ein verbundenes Manöver in den Messablauf eingebaut. Das heißt, dass nach dem Ende des dritten Verschlusses und darauffolgenden, wenigen Ruheatemzügen, ein ERV-Manöver eingeleitet wird.

Da in der Bodyplethysmographie das Residualvolumen berücksichtigt wird, sollte der Proband während des ERV-Manövers bis zu einer Plateau-Bildung ausgeatmet werden. Abgeschlossen wird das verbundene Manöver anhand einer Normalatmung. Nach Beendigung des zweiten Messabschnittes sollte die Kabinentür mit „F7" geöffnet werden und mit „F2" der dritte Messabschnitt eingeleitet werden.

Dritter Messabschnitt – weitere forcierte Spirometrien

Der letzte Messabschnitt besteht aus nicht-verbundenen, forcierten Spirometrien. Mit Weiter („F1") können weitere Fluss-Volumen-Kurven durchgeführt werden, wobei mit Stopp („F3") die Messung beendet werden kann.

4.4 Diffusion SB Realtime-Messung

Die Diffusionsmessung wird über die Applikationsauswahl ausgewählt und wie bei den vorigen beiden Messungen über das Gerät „Vyntus™ Body" der Firma JAEGER gestartet.

4.4.1 Messvorbereitung

Vor Start der Messung ist es notwendig die Gerätekonfiguration im Sinne einer täglichen Volumen- und Gasanalysatorenkalibration durchzuführen. Die Gasanalysatorenkalibration setzt voraus, dass der Trocknungsschlauch an der Analysereinheit angeschlossen, die Gasflasche aufgedreht und am Druckmanometer mindestens 10 bar angezeigt ist. Anschließend kann die Kalibrierung durch Knopfdruck gestartet werden.

Die Messung wird mit der Anwahl der Applikation „Diffusion SB Realtime" aktiviert und mit „F1" gestartet, wodurch ein Nullpunktabgleich der Sensoren automatisch durchgeführt wird. Vor Beginn der Messung setzt der Proband, wie bei allen

Messungen in der „Vyntus™ Body"-Kabine, eine Nasenklemme auf, nimmt das Mundstück fest zwischen die Zähne und umschließt dieses fest mit den Lippen.

4.4.2 Messdurchführung

Der Proband beginnt zunächst mit einer ganz normalen Ruheatmung, welche solange fortgesetzt wird, bis diese gleichmäßig wird. Das Single-Breath-Manöver wird dann instruiert, sobald der Proband dazu aufgefordert wird, maximal tief auszuatmen. Während dieser tiefen Exspiration wird mittels „F1" das Manöver ausgelöst. Sobald das Residualvolumen durch die Exspiration erreicht ist, wird der Proband gebeten eine maximale tiefe Einatmung anzuschließen. Am Ende der Inspiration wird dann automatisch eine Verschlussklappe geschlossen. Die Verschlussklappe setzt voraus, dass nach Beendigung der Einatmung der Atem über eine Atemanhaltezeit von 10 Sekunden bei erwachsenen Personen angehalten wird. Bei Öffnung der Verschlussklappe kann sofort zügig ausgeatmet werden.

4.5 Blutgasanalyse

Die kapilläre Blutgasanalyse erfolgt mittels des „Epoc® Blood Analysis System" der Firma Siemens Healthineers durchgeführt. Im Sinne dieses Buches wurden die möglichen Quellen für eine nicht-durchführbare Analyse mittels dem Gerät nach erfolgter Probengewinnung in Kapitel 5.5 erläutert.

4.5.1 Messvorbereitung und Probengewinnung

Vor Beginn der Probengewinnung gilt es beim Gerät eine Konfiguration des Hosts mit dem Reader durchzuführen. Währenddessen wird dem Probanden für mindesten 5 Minuten eine Salbe (Finalgon®) auf das Ohrläppchen gegeben. Erscheint das Ohrläppchen gerötet und/oder der Proband äußert ein Jucken oder eine Erwärmung an der Abnahmestelle, kann mit der Blutentnahme begonnen werden. Unmittelbar vor der

Punktion der Abnahmestelle sollte die Testkarte in das Gerät eingesetzt werden, um sich zu konfigurieren. Die Salbe wird entfernt, die Stelle desinfiziert mit einer Lanzette die Stelle punktiert, der erste Tropfen verworfen und mittels einer Glaskapillare das Blut gesammelt. Nach vollständig gefüllter Kapillare kann die Probe in das Gerät eingeführt werden.

4.5.2 Messdurchführung

Ist die Testkarte fertig konfiguriert, wird die Glaskapillare mittels eines Adapters in die Öffnung der Testkarte eingesetzt wird die Probe mittels eines gleichmäßigen Betätigens des, an der Glaskapillare befestigten, Stempels in die Testkarte appliziert. Bei ertönen eines Signaltons, soll mit der Probeneinführung aufgehört werden und das Gerät beginnt mit der Analyse und der anschließenden Ergebnisberechnung.

4.6 Spiroergometrie

Zur Bestimmung der Leistungsfähigkeit des Menschen bei körperlicher Belastung durch die Messung des Gassstoffwechsels, also zur Durchführung eines CPET (Cardio Pulmonary Exercise Testing) wurde das „Vyntus™ CPX“ der Firma JAEGER verwendet.

4.6.1 Messvorbereitung und Messdurchführung

Bevor überhaupt mit der Vorbereitung einer CPET-Messung angefangen werden kann, muss eine kleine Spirometrie durchgeführt worden sein. Ist das Gerät für die Spiroergometrie für den Gerätewarmlauf gestartet worden, muss vorerst sicher gegangen sein, dass der Selbsttest des „Vyntus™ CPX“ alle Kriterien erfüllt. Zudem muss eine Volumenkalibrierung sowie eine Gasanalysatorenkalibrierung durchgeführt werden. Bei „Vyntus™ CPX“ erfolgt die Volumenkalibrierung automatisch mit der eingebauten Kalibriereinheit bei Auswahl der Applikation, wenn der Volumensensor in die Öffnung des Gerätes eingesteckt ist. Das gleiche Vorgehen gilt für die Gasanalysatorenkalibration. Vor Beginn der Messung muss der Proband dann auf einem Fahrrad Platz nehmen und bekommt zunächst ein 12-Kanal-EKG angelegt. Des Weiteren wird dem Probanden ein Blutdruckmessgerät sowie eine Atemmaske angelegt. Zudem muss der DVT Volumensensor zusammengebaut und an der Atemmaske befestigt werden.

Der Proband beginnt mit einer Ruheatmung ohne sich körperlich zu belasten und setzt diese solange fort bis die Atmung stabil ist. Dann wird über die parallellaufende Cardio-Software, welche das EKG aufzeichnet, die Vorbelastungsphase gestartet. Die Vorbelastung ist jene Phase, in der die Probanden ohne jegliche Belastung ruhig zu treten beginnen. Die Vorbelastung dauert ungefähr 5 Minuten an. Anschließend kann die eigentliche Testphase gestartet werden, in welcher der Proband ein Rampenprotokoll solange zu bewältigen hat, bis er vollständig ausbelastet ist. Bei kompletter Belastung kann dann auf die Erholungsphase umgeschalten werden, welche besagt, dass die zu untersuchende Person noch mindestens fünf Minuten ohne induzierte, körperliche Belastung weiter treten soll. Zum Abschluss kann die Messung gestoppt, der Proband von den Kabeln befreit und der Test ausgewertet werden.

4.7 Polygraphie

Zur Durchführung einer Polygraphie wurde die „Embletta® Gold“ der Firma Embla verwendet.

4.7.1 Messvorbereitung und Messdurchführung

Um eine Polygraphie durchführen zu können, gilt es die „Embletta® Gold“ zu programmieren, indem folgende Daten in die Software „RemLogic“ eingespeist werden: Namen, Geburtsdatum, Geschlecht, Start- und Stopp-Zeit für die Polygraphie.

Vor der Schlafenszeit des Probanden muss das Gerät unterhalb der Brust befestigt werden, die beiden Atemanstrengungssensoren werden mittels Einweggurten am Thorax und am Abdomen angebracht. In Abbildung 16 wird das vollständig angelegte Polygraphie-System dargestellt.

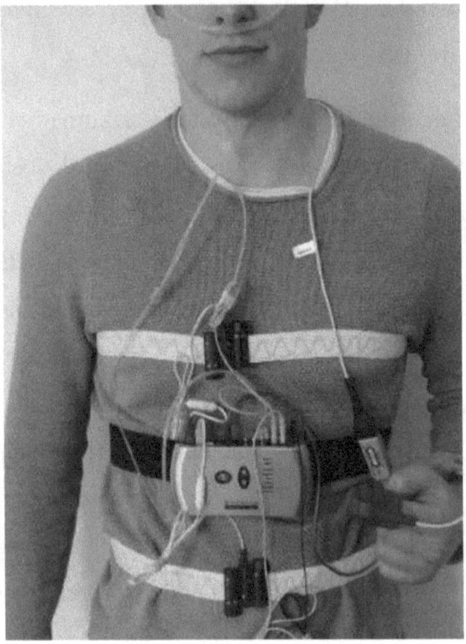

Abbildung 16: Patient mit angelegtem Polygraphie-System

Des Weiteren wird eine Nasenkanüle mit dem Gerät und den PatientInnen in Verbindung gebracht, ebenso wie ein Pulsoximeter. Zusätzlich wird ein EKG mit drei Elektroden mitgeführt. Das Gerät startet und stoppt zur am Gerät programmierten Zeit. Am Morgen kann der Proband dann wieder entkabelt werden und die Daten in die „RemLogic"-Software eingespielt, anschließend Atmungskurven hinzugefügt und ein Befund erstellt werden.

4.8 SenTec

Die transkutane Blutgasanalyse erfolgt mittels des „SenTec V-Sign™" der SenTec AG durchgeführt. Im Sinne dieses Buches wurden zur Untersuchung des Qualitätsmanagements die möglichen Quellen für falsch pathologische pCO_2-Werte in Kapitel 5.5 erläutert.

4.8.1 Messvorbereitung und Messdurchführung

Vor Messbeginn muss das Gerät mittels Kippschalter gestartet werden und die am Sensor befestigte Sensormembran auf mögliche Mängel überprüft werden und diese gegebenenfalls mittels einem Membranwechsler ausgetauscht werden. Anschließend muss der Sensor in der Docking Station kalibriert und stabilisiert werden.

Für die Messung muss ca. 1 cm unterhalb der Clavicula des Probanden ein Attachement Ring befestigt werden. Auf den Sensor wird ein Tropfen Kontaktgel gegeben und dieser Sensor anschließend am Attachement Ring angebracht und am Bildschirm überprüft, ob pO_2- und pCO_2-Werte erscheinen und sich anschließend stabilisieren. Sensor bleibt am Probanden während der Nacht angeschlossen und die Werte werden am Morgen mittels der Software „V-STATS" ausgewertet.

5 Ergebnisse

Anhand der genauen Betrachtung und Durchführung der kardiorespiratorischen Untersuchungsmethoden konnten die möglichen Fehlerquellen und die notwendigen Maßnahmen zur Qualitätssicherung identifiziert werden. Des Weiteren wurden Daten im Bereich der Qualitätsbeurteilung erhoben, um so die Prozessabläufe zu optimieren. Die Ergebnisse zu den, im Rahmen des Buches durchgeführten, Untersuchungen sind jedoch auf den folgenden Seiten genauer erläutert und deren Datensätze unter Kapitel 10.1 und 10.2 einsehbar.

5.1. Kalibrierungen

Kalibrationen und Kontrollen spielen eine grundlegende Rolle bei Laboratoriumstechnischen und funktionsdiagnostischen Untersuchungsmethoden, um die Aussagekraft von Ergebnissen tatsächlich gewährleisten zu können. In Zusammenhang damit führen die Geräte in der kardiorespiratorischen Funktionsdiagnostik eigenständige Selbsttests und Kalibrationen durch oder die Operatoren müssen die Kalibrationen manuell ausführen. Bei den Geräten epoc®, NIOX VERO® erfolgt automatisch die Kalibration und der Selbsttest bei Start der Gerätschaften. Hingegen muss bei den Geräten der Firma JAEGER in Eigenverantwortung des Anwenders kalibriert werden, sowie der Gerätewarmlauf abgewartet werden.

Im Zusammenhang mit den qualitätssichernden Maßnahmen eignet es sich ein Wartungsprotokoll zu erstellen, welches die MitarbeiterInnen an die Notwendigkeit von Kalibrierungen erinnern soll. Des Weiteren wurden die einzelnen Kalibrationen des Vyntus Body/APS genauer betrachtet. Die genauere Anschauung der Kabinenkalibration zeigte, dass Kalibrationsfehler entstehen, wenn die

Umgebungsbedingungen nicht ideal sind. Dargestellt hat sich dies, bei dem gezielten Versuch eine Kabinenkalibration bei geöffnetem Fenster, sowie Tür durchzuführen. Durch den starken Luftzug konnte, dass Gerät die Kalibration nie vollständig durchlaufen, da es nicht erkennen konnte, ob die Tür wirklich geschlossen ist.

Bei der Diffusionsmessung zeigten Versuche mit und ohne Gasanalysatorenkalibrierung, dass bei fehlender Kalibration die DLCO-Werte der Diffusionsmessung bei demselben Probanden um teilweise mehr als 10% von den Werten mit Kalibration abweichen. In Abbildung 17 ist dieses Verhältnis aufgezeigt. Die Differenz in den Werten kann so die Diagnose der PatientInnen beachtlich beeinträchtigen.

		Soll	Vor	%(Vor/Soll)	-1 -2 Z-Score 2 3	Nach	%(Nach/Soll)	%(N/V)
DLCOcSB	mmol/(min*kPa)	9.45	8.98	95.1		7.93	83.9	88.3
KCOc_SB	mmol/(min*kPa*L)	1.88	1.94	103.6		1.68	89.7	86.6
VA_SB	L	4.88	4.62	94.6		4.71	96.5	102.0

Abbildung 17: Ergebnis-Unterschiede bei durchgeführter Diffusionsmessung ohne (links) und mit (rechts) Gasanalysatorenkalibrierung

5.2 Sicherstellung der Grundbedingungen vor jeder Messung

Bei jeder Untersuchungsmethode gibt es bestimmte Bedingungen, die vor Start einer Messung beachtet und gegebenenfalls korrigiert werden müssen. Unter Berücksichtigung von bestimmten Grundbedingungen vor Messstart wird die Quote an qualitativ hochwertigen Ergebnissen enorm gesteigert. Im Zusammenhang damit gilt es auch, den PatientInnen den gesamten Untersuchungsverlauf vor dem eigentlichen Messbeginn zu erläutern. Durch die ein ausführlichen Aufklärungsgespräch über die Untersuchung mit den Probanden wird auch die Motivation gesteigert und die Kooperation und Koordination verbessert.

In Abbildung 18 wird gezeigt, wie die Auswertung Bodyplethysmographie ausschaut, wenn dem Probanden der Ablauf vorher nicht erklärt wird, im Vergleich zu einer Messung mit vorheriger PatientInnen-Aufklärung. Gerade bei einer Ganzkörperplethysmographie ist es wichtig, dass der Proband über den Widerstand Bescheid weiß, ansonsten erschrickt das PatientInnenklientel, atmet nicht ruhig gegen den Widerstand weiter und die Messung muss wiederholt werden.

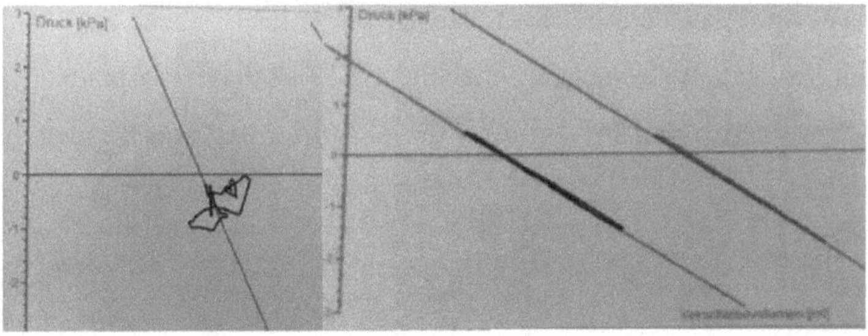

Abbildung 18: Unterschied der Body-Kurven vor (oben) und nach (unten) Erläuterung der Messung

Bei der Spirometrie ist es wichtig, dass die Person zuvor einmal probiert hat mit einem Stoß kräftig auszuatmen und dies auch zuvor gezeigt bekam. Ist dies nicht der Fall erscheint die Fluss-Volumen-Kurve ohne einen Peak, wie in Abbildung 19 ersichtlich und die Kurve ist nicht verwertbar.

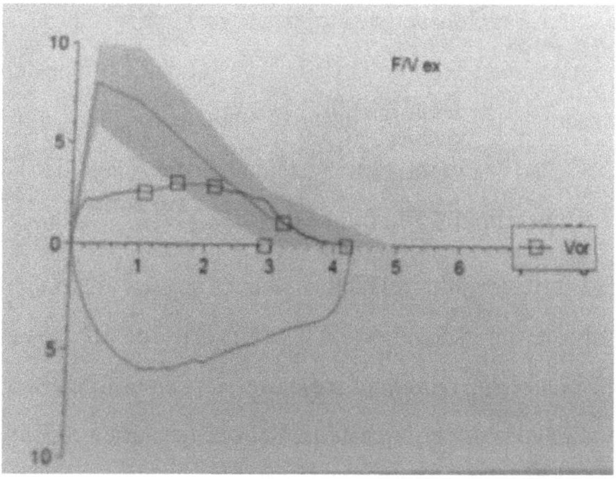

Abbildung 19: Fluss/Volumen-Kurve mit fehlendem Spitzenstoß

Auch bei der Diffusionsmessung ist die Information eine Grundvoraussetzung für die richtige Durchführung der Messung. Hierbei muss in erster Linie darauf hingewiesen werden, dass nach maximaler Einatmung der Atem angehalten werden muss und die auf keinen Fall der Versuch einer Ausatmung gestartet werden darf.

Neben der genauen Erläuterung der Untersuchung ist es auch wichtig, dass eine Wartezeit von 10 bis 15 Minuten vor der ersten Untersuchung eingehalten wird, um durch eine sogenannte Normoventilation eine hohe Reproduzierbarkeit der Ergebnisse zu erlangen.

5.3 Qualitätsbeurteilung bei durchgeführter Spirometrie

Die Qualität der Fluss/Volumen-Kurve einer spirometrischen Messung ist stark von der Mitarbeit der PatientInnen abhängig. Die „Repeatabiltiy“ kann von den Untersuchenden nur gewährleistet werden, wenn nach den ATS/ERS Richtlinien gehandelt wird. Diese besagen, dass mindestens drei Versuche notwendig sind, um eine gute Qualität der Ergebnisse gewährleisten zu können. Somit ist jeder, der die Messung mit einem Probanden durchführt, dazu verpflichtet, mindestens drei Versuche durchzuführen, wobei sich die beiden besten Versuche im Bezug auf FEV1 und FVC um weniger als 5%, also ≤ 150 mL, unterscheiden dürfen. Liegt der FVC bei ≤ 1, darf die Differenz jedoch maximal ≤ 100 mL sein.

Um die Qualitätskriterien erfüllen zu können, dienen sogenannte Balkenindikatoren als Hilfestellungen für die untersuchenden BMAs. In der unten dargestellten Abbildung 20 werden die entsprechenden Balken für die Messung einer forcierten Spirometrie bei Erreichen der Qualitätskriterien dargestellt. Bei der forcierten Spirometrie geben die Balken einerseits die Ausatemzeit und andererseits den Fluss bei vollständiger Exspiration an. Die Balkenindikatoren besagen also, dass die exspiratorische Atmung nach maximaler, tiefer Inspiration bei erwachsenen Personen über einen Zeitraum von 6 Sekunden bestehen muss, sowie dass der Fluss am Schluss der Ausatmung zur Bildung eines endexspiratorischen Plateaus, welches vom Gerät erkannt wird, führen muss.

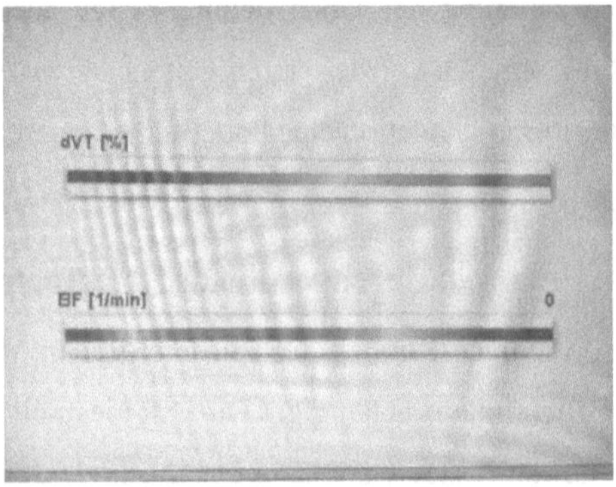

Abbildung 20: Balkenindikatoren zur Qualitätssteigerung bei einer forcierten Spirometrie

Des Weiteren wird, wie oben erklärt, in Abbildung 21 dargestellt, dass die Qualität erst von schlecht auf gut umspringen kann, wenn mindestens drei Testversuche mit der zu untersuchenden Person durchgeführt wurden.

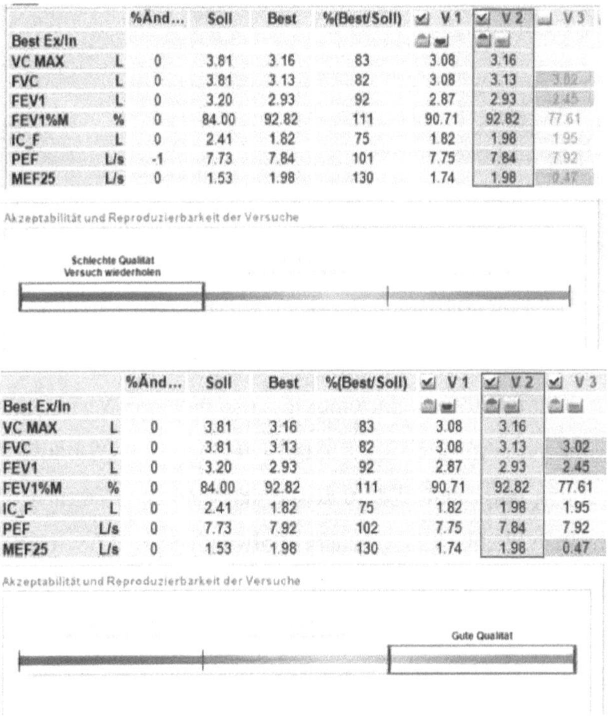

		%Änd...	Soll	Best	%(Best/Soll)	V 1	V 2	V 3
Best Ex/In								
VC MAX	L	0	3.81	3.16	83	3.08	3.16	
FVC	L	0	3.81	3.13	82	3.08	3.13	3.02
FEV1	L	0	3.20	2.93	92	2.87	2.93	2.45
FEV1%M	%	0	84.00	92.82	111	90.71	92.82	77.61
IC_F	L	0	2.41	1.82	75	1.82	1.98	1.95
PEF	L/s	-1	7.73	7.84	101	7.75	7.84	7.92
MEF25	L/s	0	1.53	1.98	130	1.74	1.98	0.47

		%Änd...	Soll	Best	%(Best/Soll)	V 1	V 2	V 3
Best Ex/In								
VC MAX	L	0	3.81	3.16	83	3.08	3.16	
FVC	L	0	3.81	3.13	82	3.08	3.13	3.02
FEV1	L	0	3.20	2.93	92	2.87	2.93	2.45
FEV1%M	%	0	84.00	92.82	111	90.71	92.82	77.61
IC_F	L	0	2.41	1.82	75	1.82	1.98	1.95
PEF	L/s	0	7.73	7.92	102	7.75	7.84	7.92
MEF25	L/s	0	1.53	1.98	130	1.74	1.98	0.47

Abbildung 21: Darstellung einer forcierten Spirometrie nach Versuch 2 (oben) und nach Versuch 3 (unten)

In Abbildung 22 wird jedoch dargestellt, dass drei Versuche aufgrund der fehlenden Kooperation oder des Verständnisses der Probanden oft nicht ausreichend sind, um eine gute Qualität zu erreichen. Daher wurde hier z.B. nach dem dritten Versuch noch ein weiterer Versuch angeschlossen, wobei der Zustand der PatientInnen nicht außer

Acht gelassen werden darf. Gegebenenfalls müssen Pausen eingelegt werden oder den PatientInnen der Ablauf nochmal genauer und ausgiebiger erklärt werden. Im Anschluss wurde jener Versuch, welcher den ATS/ERS Richtlinien nicht entsprach editiert und somit ausgeblendet, wodurch die Qualität von schlecht auf gut umgesprungen ist.

Abbildung 22: Gute Qualität durch Ausblenden von Versuch V5

In Zusammenhang mit ATS/ERS-Richtlinien wurden über die Monate Februar, März und April die Häufigkeit der Spirometrie-Versuche pro Visite eines Probanden dokumentiert (siehe Anhang – Kapitel 10.1). In Abbildung 23 ist die Ergebnisauswertung dargestellt. Diese zeigte, dass bei der Mehrheit der Probanden, nämlich 70%, ausschließlich 3 Versuche notwendig sind, um eine gute Qualität erreichen zu können. Jedoch ist zu beachten, dass immer mindestens drei Versuche durchgeführt werden müssen, da ansonsten die Reproduzierbarkeit nicht gegeben ist und die Software so keine gute Qualität garantiert. Trotz der großen Häufigkeit an PatientInnen, welche lediglich drei Versuche benötigen, gibt es Visiten wo mehr Versuche benötigt werden, um aussagekräftige Kurven und Ergebnisse erzeugen zu können. So werden in fast 1/5 der Fälle 4 Versuche und in 1/10 5 Versuche gebraucht. Mehr als fünf Versuche brauchen nur die wenigsten PatientInnen und ist mit rund 3% auf Probanden mit psychischen Problemen oder auf Kinder zurückzuführen, welchen oft die notwendige Kooperation für die Untersuchung fehlt.

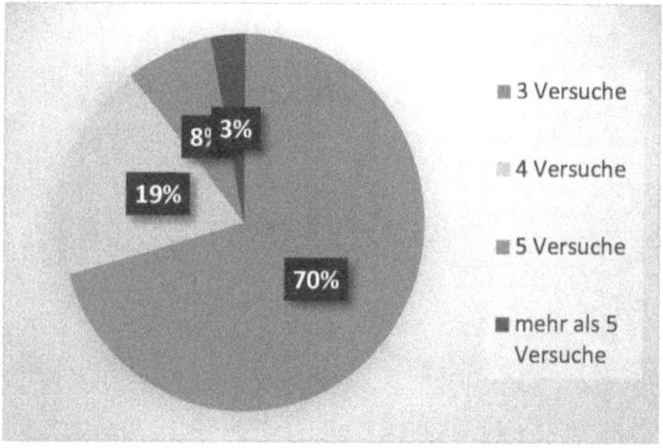

Abbildung 23: relative Häufigkeit der benötigten Spirometrie-Versuche pro Visite

Bei allen 144 Probanden wurde der gleiche Operator verwendet, um bei der statistischen Auswertung auch tatsächlich eine relevante Aussage treffen zu können. Die Qualität hängt schließlich nicht nur vom Gerät und vom Probanden ab, sondern auch von der Erfahrung und dem Wissen des Operators. In Abbildung 24 wird die Hypothese bestätigt, dass die zunehmende Erfahrung eines Operators sich positiv auf die Qualität der Spirometrien auswirken kann. So zeigt die Grafik, dass über die drei untersuchten Monate immer mehr Visiten mit guter Qualität bezüglich der Spirometrie zur Befundung ausgegeben werden konnten. Im Februar wurden rund 21% der Spirometrien mit schlechter Qualität verzeichnet. Bis Ende April ist diese Anzahl auf 4% gesunken und somit die Häufigkeit der guten Qualität von 79% auf 96% angestiegen.

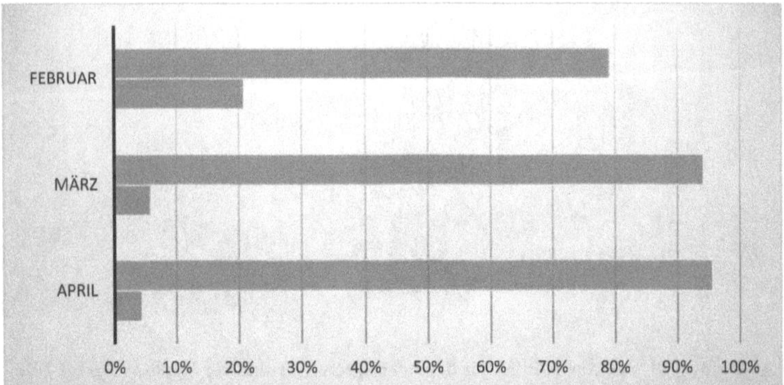

	April	März	Februar
gut	0,96	0,94	0,79
schlecht	0,04	0,06	0,21

Abbildung 24: Spirometrie-Ergebnisse in Berücksichtigung auf die Qualität in Monaten

In Abbildung 25 wird nochmals gezeigt, dass die Qualität abhängig vom Operator ist, so dass hier die Ergebnisse mit guter Qualität während der drei Monate sich ausschließlich im oberen Bereich befanden und die Ergebnisse mit der wachsenden Erfahrung immer mehr gegen 100% guter Qualität verlaufen. Im Gegensatz dazu sinkt die Tendenz Ergebnisse mit schlechter Qualität immer mehr gegen 0%.

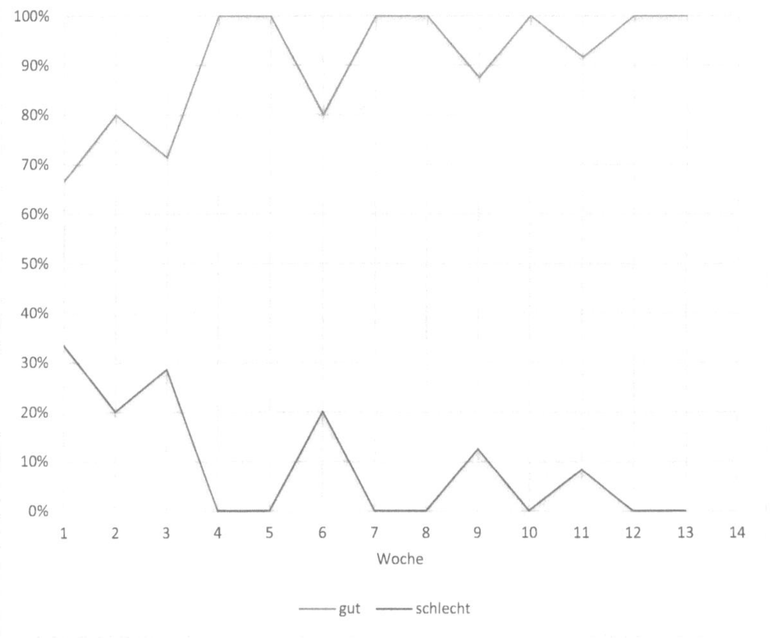

Abbildung 25: Spirometrie-Ergebnisse in Berücksichtigung der Qualität in Wochen

5.4 Qualitätsbeurteilung bei durchgeführter Bodyplethysmographie

Die Ganzkörperplethysmographie unterliegt wie die Spirometrie den ATS/ERS-Richtlinien, wobei also mindestens drei Widerstände und mindestens 3 Spirometrien durchgeführt werden müssen.

In Abbildung 26 ist ersichtlich, dass hier gleich wie bei der Spirometrie die Qualität mit dem Erfahrungswert des Operators positiv ansteigt. Während im Februar bei nur rund 3% der Probanden eine gute Qualität erreicht wurde, ist der Wert bis Ende März um das Doppelte und bis Ende April um das 10-Fache angestiegen. Die Häufigkeit des Auftretens einer schlechten Qualität wurde im Zeitraum zwischen Februar und April um ungefähr 96% reduziert. Im Zusammenhang mit der starken Verminderung der Bodyplethysmographie-Untersuchungen mit schlechter Qualität ist neben dem Anstieg der Resultate mit guter Qualität, auch eine steigende Tendenz bei jenen mit fraglicher Qualität zu verzeichnen. Zwischen Februar und April ist somit eine Differenz von 22% ersichtlich.

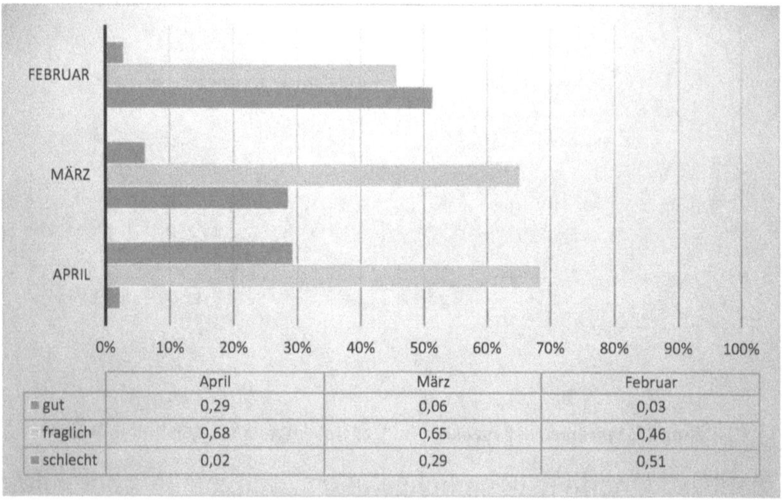

	April	März	Februar
gut	0,29	0,06	0,03
fraglich	0,68	0,65	0,46
schlecht	0,02	0,29	0,51

Abbildung 26: Bodyplethysmographie-Ergebnisse unter Berücksichtigung der Qualität in Monaten

5.5 Mögliche Fehlerquellen

Überall wo Menschen arbeiten, können Fehler passieren, so vor allem auch in der Medizin. Da Fehler für eine Vielzahl von Fehldiagnosen verantwortlich sind, war es eine meiner Aufgaben, Fehler innerhalb der kardiorespiratorischen Funktionsdiagnostik einerseits zu identifizieren und andererseits diese anhand von Troubleshooting aufzuzeigen und zu beseitigen.

Trotz der großen Bedeutung von Blutgasanalysen zur Verschreibung von Heimsauerstoff und in der diagnostischen Abklärung, sind die Untersuchungen nicht fehlerfrei und nicht immer einfach in der Handhabung. Liegt der pO_2-Wert unter 60mmHg wird den PatientInnen Sauerstoff mittels einer Nasenkanüle verabreicht und zu einem späteren Zeitpunkt die kapilläre BGA wiederholt. Bei beginnender Etablierung der BGA in das Funktionslabor wurden den PatientInnen für ungefähr 5-10 Minuten der Sauerstoff verabreicht bevor die Blutprobe gewonnen wurde. Die Ergebnisse zeigten in 90% der Fälle immer noch zu niedrige pO_2-Werte. Zurückzuführen sind die Resultate auf die zu kurze Sauerstoffgabe vor der Probengewinnung. Bei allen Probanden wurde die Blutgasanalyse nach längerer Sauerstoffzufuhr wiederholt und zusätzlich vor der Probengewinnung die Sauerstoffsättigung überprüft. Abbildung 27 zeigt, dass der Sauerstoffpartialdruck bei einem Probanden nach 7 Minuten 49,3mmHg, während er nach 13 Minuten bei 60,8mmHg lag. Im Zusammenhang mit den vorliegenden Werten wurde die empfohlene Wartezeit während einer Sauerstoffgabe bis zur Probengewinnung auf 10-15 Minuten für das Funktionslabor erhöht.

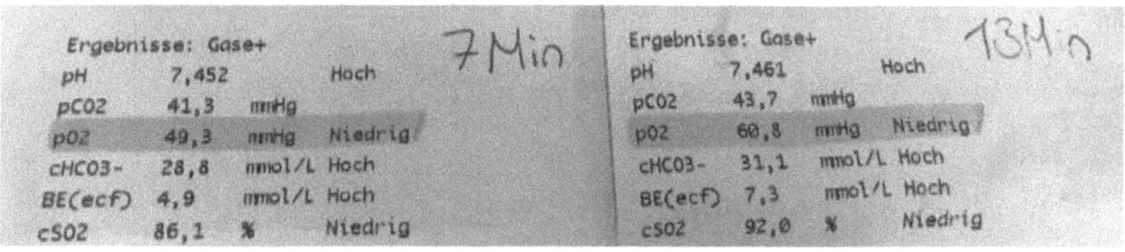

Abbildung 27: BGA nach 7 Minuten (links) und BGA nach 13 Minuten (rechts) Wartezeit mit Sauerstoffgabe

Die kapilläre BGA der Pneumologie erfolgt oft mittels eines POCT-Gerätes. Die Analyse ist jedoch stark von der Handhabung der BMA abhängig. Zu schnelles oder zu langsames Einführen der Blutprobe, kann zu einem Abbruch der Messung führen.

In Zusammenhang damit ist es wichtig, dass die Glaskapillare bei der Probeneinführung komplett senkrecht in der Öffnung steckt.

In den Anfangsphasen des Funktionslabors wurden transkutane Blutgasanalysen anhand der Applikation des Sensors am Ohrläppchen durchgeführt. Jedoch zeigte sich beim Vergleich der Geräteausdrucke bei allen Probanden einen Drift des pCO_2-Wertes, wie in Abbildung 28 über die gesamte Messdauer ins Unermessliche. Die Werte stiegen sowohl bei gesunden als auch kranken Probanden über 200mmHg und weiter, so dass die Werte ein Maximum erreichten, welches für das Gerät nicht mehr messbar und in Folge dessen nicht mehr mit dem Leben vereinbar sind. Folglich wurden erfolglos alle Geräteinstellungen und der Sensor inklusive Sensormembran überprüft und letzteres sogar ausgetauscht. Da die Applikation des Sensors aber auch an anderen Körperstellen möglich ist, wurde der Sensor ca. 1cm unterhalb der Clavicula platziert. Durch den Druck und die Reibung, welche entsteht, wenn die PatientInnen auf dem Ohr schlafen, werden die pCO_2-Werte falsch hoch gemessen.

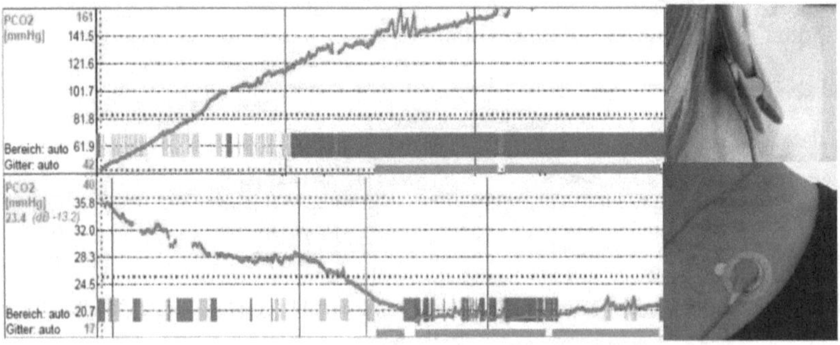

Abbildung 28: Abhängigkeit des pCO_2-Wertes von der Applikationsstelle

Aber nicht nur bei den Blutgasanalysen gibt es Probleme, auch die Diffusionsmessung zeigte kleine Fehlerquellen in der Handhabung. Bei der Diffusionsmessung kommt es oft, dazu, dass die Software keine Werte ausgibt, was unterschiedliche Ursachen hat. Oft passiert dies, obwohl der Ablauf der Messung korrekt war und dem Operator keine Fehlerquelle mit freien Augen aufgefallen ist. Jedoch kann eine kleine Öffnung an den Mundwinkel bereits dazu führen, dass zu viel Exspirationsluft am Mundstück vorbei geht und die zu analysierende Atemprobe daher zu gering ist. Des Weiteren zeigte sich bei älteren Probanden, welche ein Zahnimplantat tragen, dass ein Herausnehmen der Implantate die Messung deutlich erschwert. Grund dafür ist in den meisten Fällen, dass die Lippen das Mundstück nicht mehr so gut umschließen können, da der Halt durch das leichte Beißen mit den Zähnen auf den Funktionsfilter fehlt.

6 Schlussfolgerung

Im Rahmen dieses Buches wurde also nicht nur die Wichtigkeit von Kalibrationen im funktionsdiagnostischen Bereich angesprochen, sondern auch die Relevanz von erfahrenen MitarbeiterInnen. Im Zusammenhang damit wurde einerseits die Qualität von forcierten Spirometrien und andererseits die Qualität von Bodyplethysmographie genauer betrachtet, welche alle von demselben Operator durchgeführt wurden. Spirometrien sind kürzer in ihrem Ablauf als wie Bodyplethysmographien, welche wiederum forcierte Spirometrien beinhalten. Spirometrien ohne die Messung der Atemwegswiderstände werden zwar seltener durchgeführt, aber dennoch zeigt sich, dass die Messung stark von der Mitarbeit der Probanden sowie von der Erklärung und Führung durch Untersuchung der/des BMA abhängig ist. Des Weiteren muss sich der Operator über die theoretischen und praktischen Hintergründe der Messung bewusst sein, um mögliche Fehler in den einzelnen Analysen schnell und gezielt editieren zu können. Umso mehr Wissen und Erfahrung der Operator mitbringt, desto stärker ist die Tendenz Ergebnisse mit technisch guter Qualität zu erzielen. Die statistische Auswertung, welche im Zuge der Erstellung des Buches erfolgt ist, zeigte, dass sich diese Hypothese bestätigt und in Zukunft darauf aufgebaut werden sollte, dass jeder einzelne Operator so viel als möglich mit den Spirometrien arbeiten sollte.

Das gleiche gilt für die Bodyplethysmographien, bei welchen sich ein starker Rückgang der Ergebnisse mit schlechter Qualität und Anstieg der Ergebnisse mit guter Qualität zeigten, je länger der Operator mit der Untersuchung gearbeitet hat. Langfristig können so also Ergebnisse erzielt werden, welche gegen beinahe 100% gute Qualität verlaufen. Aufgrund eines gewissen Prozentsatzes, welcher jene PatientInnen umfasst, welche aufgrund ihrer Erkrankung oder ihres geistigen Zustandes keine besseren Messungen erzeugen können, können jedoch nie zu 100% nur qualitätsbezogene, gute Ergebnisse erzielt werden.

Eine genaue Anschauung der Kalibrationen klärte die Frage, ob die Kalibrierungen wirklich eine Auswirkung auf die Messergebnisse haben. In Zusammenschau mit dieser Fragestellung ergab die Untersuchung der Diffusionsmessung, dass hier eine fehlende Kalibration mit ca. 10% Differenzen starke Auswirkungen auf die Ergebnisse hat und infolgedessen Auswirkungen auf die Diagnosestellung und deren Schweregradeinteilung haben kann. Zukünftig soll diese Fehlerquelle nun durch das neuetablierte Wartungsprotokoll eliminiert werden und die MitarbeiterInnen zur Kalibrationsdurchführung auffordern.

Blutgasanalysen stellen ebenfalls ein wichtiges diagnostische Verfahren in der Pneumologie dar. Ihre Ergebnisse sind die Grundvoraussetzung für die Verschreibung von Heimsauerstoff und beeinträchtigen die Diagnosestellen, wenn sie falsch sind. Relevant ist hierbei vor allem, wie lange den PatientInnen der Sauerstoff verabreicht wurde, da das Anschließen einer BGA an eine zu kurze Zeitspanne der Sauerstoffgabe zu falschen niedrigen pO_2-Werten führen kann und infolgedessen es zu einer falsch hohen Sauerstoffverschreibung kommt.

Auch bei den Schlafuntersuchungen konnte im Laufe der drei Monate etwaige Fehler identifiziert und diese durch Troubleshooting und Testmessung eliminiert werden und so der Prozess in der Schlafdiagnostik verbessert und optimiert werden sowie die Qualität gesteigert werden. Während die Analyse durch ein Polygraphie lediglich Fehler aufzeigte, wenn einer der Sensoren nicht richtig angeschlossen worden sind und sich der Proband das Gerät selbst anlegt, zeigten die Messungen mit den SenTec Monitoring Systemen, dass hier die Applikationsquelle eine Fehlerquelle darstellt, welche zum Anstieg des pCO_2-Wertes über den mit dem Leben zu vereinbarenden Grenzwert führt, wodurch das Gerät die Messung sogar abbricht. Eine Applikation des Sensors am Ohrläppchen stellt sich als die ursprüngliche Fehlerquelle heraus. Durch den Druck der auf den Sensor in der Nacht ausgeübt, wenn der Kopf zur Seite gedreht wird, kommt es zu falsch hohen Werten. Die Applikation am Schlüsselbein behebt dieses Problem, solange der Proband nicht in die Bauchlage wechselt. Im Zusammenhang mit den beiden Schlafuntersuchungen wurden für die Schlafdiagnostik eine Prozesslandkarte sowie pro Untersuchung Arbeitsanweisungen erstellt, welche die MitarbeiterInnen bei der korrekten Ausführung der Messung helfen sollen. In zukünftigen Schritten sollen bei dem Polygraphie-Systemen ein Konzept entwickelt werden, um mögliche Schwachstellen der Messung bzw. bei der Messvorbereitung zu beseitigen.

Zusammengefasst dient dieses Buch also als Leitfaden für biomedizinische AnalytikerInnen in der Funktionsdiagnostik, welcher die durchgeführten Untersuchungen und erläutert, auf mögliche Krankheitsbilder eingeht und die Parameter genauer erklärt. Des Weiteren soll das Buch einen Überblick über mögliche Fehlerquellen mit den Geräten geben und anhand von statistischen Auswertungen zeigen wie wichtig die Erfahrung mit den Untersuchungen ist, um eine einheitlich hohe Qualität anstreben zu können.

7 Literatur

[1] Rueff, F.; Bergmann, K.-C.; Brockow, K.: Hauttests zur Diagnostik von allergischen Soforttypreaktionen. Leitlinie der Deutschen Gesellschaft für Allergologie und klinische Immunologie (DGAKI) in Abstimmung mit dem Ärzteverband Deutscher Allergologen (ÄDA), dem Berufsverband Deutscher Dermatologe (BVDD), der Deutschen Dermatologischen Gesellschaft(DDG), der Deutschen Gesellschaft für Hals-Nasen-Ohren-Heilkunde und Kopfund Hals-Chirurgie (DGHNOKHC), der Deutschen Gesellschaft für Pneumologie und Beatmungsmedizin (DGP) und der Gesellschaft für Pädiatrische Allergologie und Umweltmedizin (GPA).

[2] Kroidl, R.; Schwarz, S.; Lehnigk, B.; Fritsch, J.: Kursbuch Spiroergometrie. Technik und Befundung verständlich gemacht, 3. Aufl. s.l. 2015.

[3] Zeitlberger, E.-M.; Domej, E.; Hejc, S.; Hufnagl, E.; Jedlicka, E.; Kirschner, J.; Nigisch, A.; Salvenmoser, W.; Wilfin, C.: Berufsprofil. In: mta Austria Zeitschrift des Österreichischen Berufsverbandes der Diplomierten medizinisch-technischen AnalytikerInne (2003) 03, S. 23–24.

[4] Al-Mutairi, S. S.; Sugathan, T. N.: Utilization of the pulmonary function test laboratory in the evaluation of respiratory disorders in the Al-Amiri Hospital: a secondary medical center. In: Medical principles and practice : international journal of the Kuwait University, Health Science Centre 14 (2005) 3, S. 182–88.

[5] Held, M.; Baron, S.; Jany, B.: Funktionsdiagnostik in der Pneumologie. In: Der Internist 59 (2018) 1, S. 15–24.

[6] Cardiorespiratory conditions. Enhance your health with a physiotherapist (2009).

[7] Konradin Medien GmbH; Leinfelden-Echterdingen: Lunge. (Anatomie) aus dem Lexikon. URL: https://www.wissen.de/lexikon/lunge-anatomie. Abrufdatum 09.04.2019.

[8] Bischoff, D.: Die Bestimmung des Sauerstoffverbrauchs bei Patienten mit Sepsis (2002).

[9] Chaudhry, R.; Bordoni, B.: StatPearls. Anatomy, Thorax, Lungs. Treasure Island (FL) 2019.

[10] Bungeroth, U.: Basics Pneumologie, 2., überarb. Aufl., 5. Dr. München 2014.

[11] Hussey, J.: Physiology of the Cardiorespiratory System. In: Ammani Prasad, S.; Hussey, J. (Hrsg.): Paediatric respiratory care. A guide for physiotherapists and health professionals. London, New York 1995.

[12] HISTOLOGIE: Lungen Gewebe, Alveolen, Makrophagen, Blut-Luft-Schranke. URL: https://www.mikroskopie-forum.de/index.php?topic=9640.0. Abrufdatum 10.04.2019.

[13] Hobl, G.; Muschal, M.; Schäffer, B.: Workshop Lungenfunktion. Basisseminar und Aufbauseminar.

[14] Göhl, O. Dr.: Stoffwechsel | Atemmuskeltraining. URL: http://www.atemmuskeltraining.com/de/patienten/stenoseatmung/stoffwechsel. Abrufdatum 15.04.2019.

[15] Iberl, G.; Schellenberg, M. D. (Hrsg.): Pflegewissen Pneumologie. Berlin, Heidelberg, s.l. 2017.

[16] Mitochondrien – die Kraftwerke der menschlichen Körperzellen.

[17] Haber, P.: Lungenfunktion und Spiroergometrie. Interpretation und Befunderstellung, 2. Aufl. Wien 2007.

[18] Rothe, T.: Lungenfunktion leicht gemacht. Mit zusätzlichen Kapiteln für die FeNO-Messung, Blutgasanalyse, Diagnostik und Therapie der Schlafapnoe und Ergospirometrie ; Script zur nicht-invasiven pneumologischen Diagnostik für Studenten, Klinik und Praxis, 7., neubearb. Aufl. Neckarsulm 2012.

[19] Praxis Tugendheim - Allgemeinmedizin - Reisemedizin - Hausarzt - Düren-Merken - Inden-Schophoven. URL: http://www.tugendheim.de/spirometrie/typ_befunde.html. Abrufdatum 15.04.2019.

[20] Broncholysetestung und Provokationsverfahren 2011.

[21] Maniscalco, M.; Vitale, C.; Vatrella, A.; Molino, A.; Bianco, A.; Mazzarella, G.: Fractional exhaled nitric oxide-measuring devices: technology update. In: Medical devices (Auckland, N.Z.) 9 (2016), S. 151–60.

[22] Criée, C.-P.: Lungenfunktionsprüfung. In: Biedermann, T.; Heppt, W.; Renz, H.; Röcken, M. (Hrsg.): Allergologie. s.l. 2016.

[23] Mikulcik, P. Dr.: Rapidanalyse. Blutgase und mehr (2015).

[24] Huppmann, M.; Schreiber, W.; Moder, G.; Fugger, B.; Kapfhammer, G.; Stiebellehner, L.: Empfehlungen zur ambulanten Polygraphie der Osterreichischen Gesellschaft für Pneumologie. In: Wiener klinische Wochenschrift 119 (2007) 9-10, S. 326–30.

[25] Stuck, B.; Maurer, J. T.; Schlarb, A. A.; Schredl, M.; Weeß, H.-G.: Praxis der Schlafmedizin. Diagnostik, Differenzialdiagnostik und Therapie bei Erwachsenen und Kindern, 3., vollständig aktualisierte und erweiterte Auflage. Berlin 2018.

[26] Magnet, F. s. Dr.: Continuous, noninvasive tcPCO2 monitoring of patients with chronic respiratory failure using the SenTec Digital Monitoring System.

[27] Ventilation and Oxygenation: OxiVenT is safe, accurate and easy to use - SenTec. URL: https://www.sentec.com/products/sentec-oxiventtm-system/oxiventtm-sensor/. Abrufdatum 21.04.2019.

[28] NIOX VERO. Für die Einschätzung und Behandlung von Atemwegsentzündungen.

[29] epoc-Systemhandbuch.

[30] Vyntus™ CPX. URL: https://www.carlreiner.at/index.php/produkte/leistungsdiagnostik/spiroergometrie/vyntus-cpx. Abrufdatum 18.05.2019.

[31] Embletta Gold.

[32] SenTec AG: Datenblatt SenTec.

8 Abbildungsverzeichnis

9 Tabellenverzeichnis

10 Anhang

In den folgenden Unterkapiteln werden diverse Zusatzinformationen und die Einzelergebnisse im Detail angeführt.

10.1 Qualitätsabhängige Spirometrie-Ergebnisse

In den folgenden Tabellen sind die Häufigkeiten der unterschiedlichen Qualitätsergebnisse bei Spirometrien, sowie die Anzahl an benötigten Versuchen pro Probanden, um eine gute Qualität zu erreichen, im Detail angegeben.

	Schlecht	**Fraglich**	**Gut**
04.02.2019	0	0	1
05.02.2019	0	0	0
06.02.2019	1	0	0
07.02.2019	0	0	0
08.02.2019	1	0	5
11.02.2019	0	0	2
12.02.2019	2	0	2
13.02.2019	0	0	5
14.02.2019	1	0	2
15.02.2019	1	0	0
18.02.2019	2	0	3
19.02.2019	1	0	5
20.02.2019	0	0	2
21.02.2019	0	0	0
22.02.2019	0	0	1

25.02.2019	0	0	2
26.02.2019	0	0	2
27.02.2019	0	0	3
28.02.2019	1	0	3
01.03.2019	0	0	1
04.03.2019	0	0	5
05.03.2019	0	0	4
06.03.2019	0	0	2
07.03.2019	0	0	1
08.03.2019	0	0	2
11.03.2019	0	0	8
12.03.2019	1	0	0
13.03.2019	2	0	3
14.03.2019	0	0	1
15.03.2019	0	0	0
18.03.2019	0	0	2
19.03.2019	0	0	3
20.03.2019	0	0	2
21.03.2019	0	0	0
22.03.2019	0	0	4
25.03.2019	0	0	2
25.03.2019	0	0	1
26.03.2019	0	0	2
27.03.2019	0	0	3

28.03.2019	0	0	2
29.03.2019	0	0	5
01.04.2019	0	0	1
02.04.2019	0	0	2
03.04.2019	0	0	1
04.04.2019	1	0	1
05.04.2019	0	0	2
06.04.2019	0	0	0
08.04.2019	0	0	0
09.04.2019	0	0	1
10.04.2019	0	0	0
11.04.2019	0	0	0
12.04.2019	0	0	0
17.04.2019	1	0	8
18.04.2019	0	0	0
19.04.2019	0	0	3
23.04.2019	0	0	3
24.04.2019	0	0	4
25.04.2019	0	0	2
26.04.2019	0	0	5
29.04.2019	0	0	5
30.04.2019	0	0	5

	3 Versuche	4 Versuche	5 Versuche	Mehr Versuche
04.02.2019	2	1	0	0
05.02.2019	1	0	0	0
06.02.2019	0	0	0	0
07.02.2019	0	0	0	0
08.02.2019	0	0	0	0
11.02.2019	2	2	1	0
12.02.2019	2	0	0	0
13.02.2019	1	0	1	0
14.02.2019	3	1	0	1
15.02.2019	1	1	0	0
18.02.2019	0	0	0	0
19.02.2019	3	0	0	0
20.02.2019	1	2	0	2
21.02.2019	2	0	0	0
22.02.2019	0	0	0	0
25.02.2019	1	0	0	0
26.02.2019	0	1	1	0
27.02.2019	2	0	0	0
28.02.2019	2	1	0	0
01.03.2019	0	1	0	0
04.03.2019	3	2	0	0
05.03.2019	3	1	0	0

06.03.2019	2	0	0	0
07.03.2019	0	1	0	0
08.03.2019	2	0	0	0
11.03.2019	4	3	1	0
12.03.2019	0	0	0	0
13.03.2019	2	0	0	1
14.03.2019	1	0	0	0
15.03.2019	0	0	0	0
18.03.2019	2	0	0	0
19.03.2019	1	2	0	0
20.03.2019	2	0	0	0
21.03.2019	0	0	0	0
22.03.2019	3	1	0	0
25.03.2019	1	0	1	0
26.03.2019	1	0	0	0
27.03.2019	0	0	2	0
28.03.2019	3	0	0	0
29.03.2019	1	1	0	0
01.04.2019	1	0	0	0
02.04.2019	2	0	0	0
03.04.2019	0	0	1	0
04.04.2019	1	0	0	0
05.04.2019	2	0	0	0
06.04.2019	0	0	0	0

08.04.2019	0	0	0	0
09.04.2019	0	0	1	0
10.04.2019	0	0	0	0
11.04.2019	0	0	0	0
12.04.2019	0	0	0	0
17.04.2019	2	2	2	2
18.04.2019	0	0	0	0
19.04.2019	3	0	0	0
23.04.2019	2	1	0	0
24.04.2019	4	0	0	0
25.04.2019	2	0	0	0
26.04.2019	3	2	0	0
29.04.2019	5	0	0	0
30.04.2019	4	1	0	0

10.2 Qualitätsabhängige Bodyplethysmographie-Ergebnisse

In der folgenden Tabelle sind die Häufigkeiten der unterschiedlichen Qualitätsergebnisse bei Bodyplethysmographien im Detail angegeben.

	Schlecht	**Fraglich**	**Gut**
04.02.2019	2	8	0
05.02.2019	0	1	0
06.02.2019	1	4	0
07.02.2019	5	3	0
08.02.2019	0	0	0
11.02.2019	1	1	0
12.02.2019	0	3	0
13.02.2019	3	2	1
14.02.2019	5	2	1
15.02.2019	6	0	0
18.02.2019	4	2	0
19.02.2019	7	1	0
20.02.2019	4	2	0
21.02.2019	3	2	0
22.02.2019	4	0	0
25.02.2019	3	3	0
26.02.2019	2	6	0
27.02.2019	4	4	1
28.02.2019	0	4	0
01.03.2019	1	5	0

04.03.2019	1	6	1
05.03.2019	3	6	0
06.03.2019	1	7	0
07.03.2019	0	4	0
08.03.2019	2	5	1
11.03.2019	3	2	0
12.03.2019	2	6	1
13.03.2019	3	4	0
14.03.2019	4	7	0
15.03.2019	0	0	0
18.03.2019	2	9	0
19.03.2019	1	4	1
20.03.2019	2	10	0
21.03.2019	5	5	1
22.03.2019	3	1	0
25.03.2019	4	8	0
25.03.2019	4	5	2
26.03.2019	4	5	2
27.03.2019	0	2	1
28.03.2019	1	4	0
29.03.2019	1	6	1
01.04.2019	0	7	2
02.04.2019	1	6	1
03.04.2019	0	11	5

04.04.2019	0	6	1
05.04.2019	0	2	2
06.04.2019	2	0	0
08.04.2019	0	0	0
09.04.2019	0	0	0
10.04.2019	0	1	0
11.04.2019	0	3	4
12.04.2019	0	0	0
17.04.2019	0	9	4
18.04.2019	0	11	3
19.04.2019	0	5	1
23.04.2019	0	5	1
24.04.2019	0	9	0
25.04.2019	0	5	0
26.04.2019	0	2	3
29.04.2019	0	4	7
30.04.2019	0	5	5

Kolibri 360 GmbH
Ferdinand-Jühlke-Straße 7
99095 Erfurt, Deutschland
produktsicherheit@kolibri360.de

Druck:
CPI Druckdienstleistungen GmbH
im Auftrag der
Kolibri 360 GmbH
Ferdinand-Jühlke-Str. 7
99095 Erfurt